JN418448

신장을 나눈 부부이야기

글 김홍민 · 그림 송연희

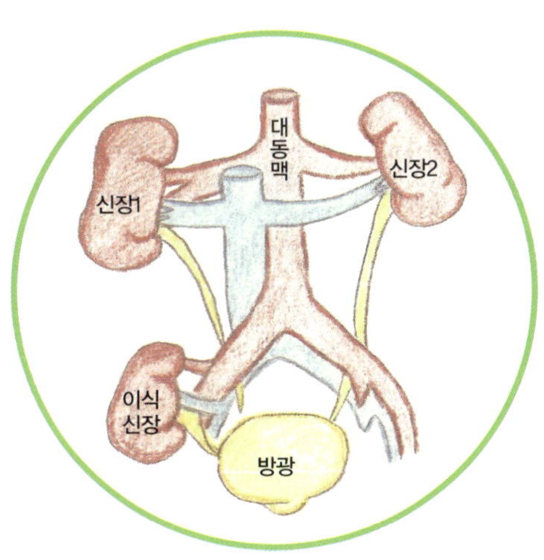

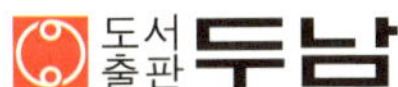
도서출판 두남

프롤로그

우리나라에 만성 신장병을 앓고 있는 환자 수가 2017년 건강보험심사평가원 기준, 무려 204,000여 명으로 7년 전보다 2배 가까이 증가했다고 한다.

그중 남성이 약 3/4, 여성이 약 1/4 수준으로 남성 비중이 여성보다 훨씬 더 많은 것으로 파악되고 있다. 남성과 여성의 신체 구조적 문제라기보다는 음주, 흡연, 섭생 등 생활습관이 원인일 것으로 추측된다.

고령화 시대라는 배경도 있겠으나 60세 이상 환자 수가 급증하여 15만이 넘는다고 하니 신장병 원인은 신체의 노화와 크게 관련이 있는 것으로 보인다. 연령대별로 50대 20%, 60대 27%, 70대 26%, 80대 11%로 집계되는 것으로 보아 노령층일수록 신장병에 취약한 것으로 볼 수 있다.

수치상으로는 70대, 80대에서 신장병 환자가 점차 줄어드는 것처럼 보이지만 이것은 신장병이 완치되어 줄었다기보다는 노화에 의한 자연 사망에 따른 감소일 것으로 보인다.

실제로 나이가 들면 들수록 신장의 크기는 점점 작아지고 신장으로 가는 혈류가 줄어들어 노폐물을 걸러내는 기능, 즉 사구체 여과율이 점차 감소한다고 한다.

그중에서도 신장병 말기 환자가 신장이식을 기다리며 투석을 받는 심각한 환자 수가 70,000명이 넘는다고 한다. 그래서 의사들은 이 신장병을 두고 "죽음의 암살자"라고 부르기도 한다. 왜냐하면 평소에는 특별한 증상없이 아주 정상적인 생활을 하지만 신장병은 서서히 진행되어 어느 시점이 되어 발견되었을 때는 이미 신장이 심각하게 망가져 버려 되돌릴 수 없는 상태가 되어 있기 때문이다.

신장병의 증상은 초기에 겉으로 드러나는 병이 아니라 서서히 진행되는 병이기 때문에 스스로 병증을 알아차리기는 거의 불가능에 가깝다.

따라서 중년이나 노년 등 일정 연령이 되었거나 집안에 병력을 가지고 있는 사람들은 정기 정밀검사로 초기에 발견하여 예방하는 것이 최선이다.

특별한 증상이 없다고 절대 가벼이 여겨선 안 되며 적극적인 대응으로 병을 키우지 않도록 해야 한다. 초기에 발견되면 치료를 하거나 병이 진행되는 것을 늦출 수도 있기 때문이다.

그러나 이미 신장병이 진행되어 회복이 불가능한 상태로 신장 기능을 잃었다면 혈액투석은 피할 수가 없다.

머지않은 미래에 줄기세포 배양으로 남에게 신장을 기증받지 않고도 내 몸에 맞는 신장을 만들어 낼 수 있는 날이 올 것이라 믿지만 그것은 아직도 희망 사항일 뿐이고 현실과 거리가 멀어도 한참 멀어 보이는 것이 작금의 현실이다. 필자도 지금까지 인간의 신장을 줄기세포로 배양하고 이식했다는 이야기는 들어본 적이 없다.

과거 20여 년 전 줄기세포 은행이 한창 유행할 때를 기억하는데 자신의 줄기세포를 은행에 보관했다가 질병이 생겼을 때

꺼내서 배양한다며 살짝 기대를 갖게 했지만 의학이 급 발전한 지금까지도 신장병 치료는 멀고도 먼 이야기인 것 같다.

그래서 타인의 장기를 기증받아 이식하는 방법이 현재로선 최선이다. 그때 결정적으로 중요한 것이 환자에게 신장을 기증해 줄 사람이 필요하다.

필자는 2018년도 5월에 아내에게 신장을 기증받아 성공적으로 이식수술을 하였고 지금은 먹고 싶은 것 다 먹고, 정상인으로 일도 하고 있으며, 여가와 스포츠를 즐길 수 있는 상태로 발병 전의 정상 생활을 누리는 행운을 얻었다.

만성신부전 투병을 하면서 겪었던 투병기와 이식수술을 받았던 수술기, 수술 후 관리를 어떻게 하고 있는지 이 책을 통해 신장병 환우들에게 전하고자 이 글을 쓰게 되었다.

모든 동물의 에너지원(源) 신장을 사랑하고, 되도록 혹사시키는 일이 없도록 살짝 공부하고 관리하여 모두가 건강한 삶을 누릴 수 있기를 바라는 마음으로 이 책을 엮었다.

짧지 않은 만성신부전 투병 기간과 이식수술 과정에서 아들을 또 잃을까 온통 아들 걱정에 잠 못 이뤘을 어머니께 죄송하다는 말씀을 드리며, 이젠 걱정하지 마시라는 말씀도 드리고 싶다.

당시 갓 대학에 입학한 큰아들 동욱과 고3 수험생으로 입시 공부도 버거운데 아빠 신장병을 걱정하며 힘들어했을 작은아이 동준에게도 걱정시켜 미안하고 묵묵히 자신의 길을 걷고 있음에 고맙다는 말을 전한다.

인생 일대 중요한 수험공부도 버거운데 운 나쁘게 그 시기에 아빠 병이 악화되어 적잖이 불안했을 텐데도 이를 감내하고 멋지게 대학에 합격하였고 지금은 군 생활과 활기찬 대학 생활을 하고 있는 아들들이라 더욱더 고마운 마음이다.

그리고 물심양면으로 지원해준 피붙이 형제들, 처가 형제들과 친지 어른, 일일이 이름을 올릴 수 없음이 아쉽지만 병원을 찾아 위로와 격려해 주신 절친들, 지인님께 지면을 빌어 다시 한번 감사의 마음을 드린다.

특히 힘겨운 투병으로 까칠해졌을 남편, 고집 센 남편의 병 수발하면서 신장병 환자에게 맞는 건강식을 공부하여 식단을 챙겨주고 내 몸같이 살펴준 아내, 투석이 임박해서는 자신의 신장을 망설임 없이 내줘 새 생명을 찾아준 나의 사랑 연희에게 깊은 감사와 함께 그녀에게 이 책을 바친다.

아내는 지금까지 50여 회에 달하는 헌혈과 혈장 헌혈을 했으며, 신장기증 수술 1년 후부터 헌혈이 가능하다며 다시 헌혈을 시작했고 드디어 대한적십자사 포장증 은장을 받았다. 천사이거나 바보일 것 같은 아내에게 이런 다짐을 한다.

앞으로 우리 가족 모두의 건강만 생각하며 그대와 함께 행복하게 살겠노라고...

그리고 당신을 사랑한다고...

김홍민 씀

차 례

CHAPTER 1

신장병이란?

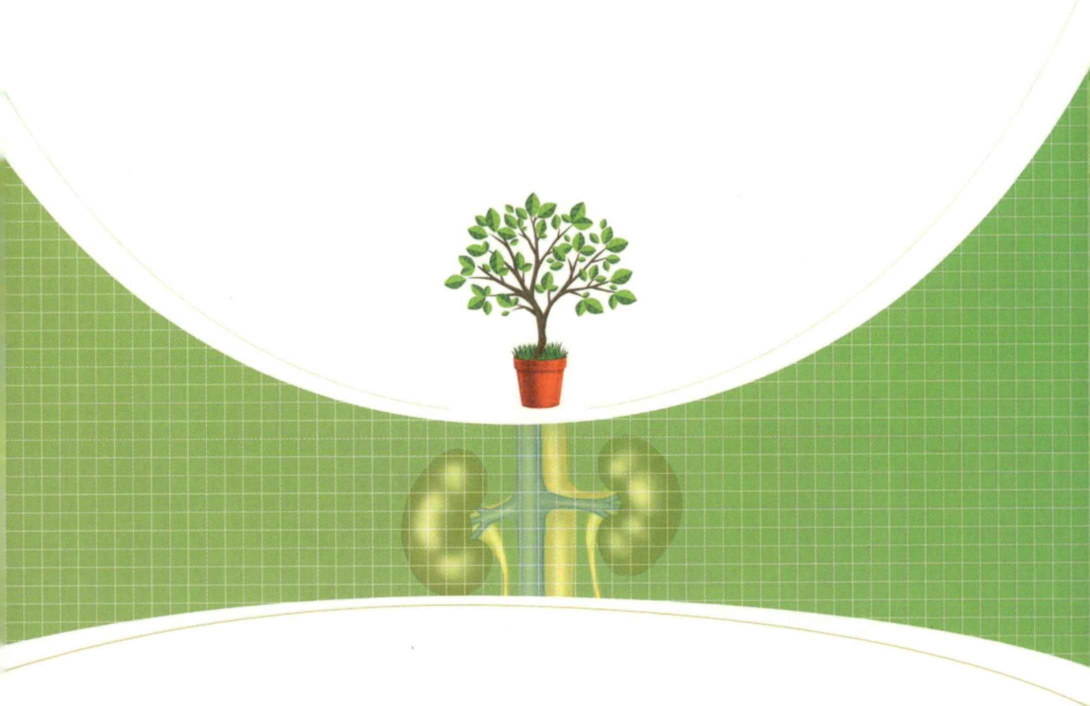

CHAPTER 1

신장병이란?

1. 신장의 역할과 기능

우리 몸 안에 신장(腎臟)은 2개씩, 사람의 등 아래쪽에 위치하며 척추 양쪽으로 허리 바로 위에 있으며 정상인은 어른 주먹만 한 크기로 좌우 각각 1개씩 가지고 있다.

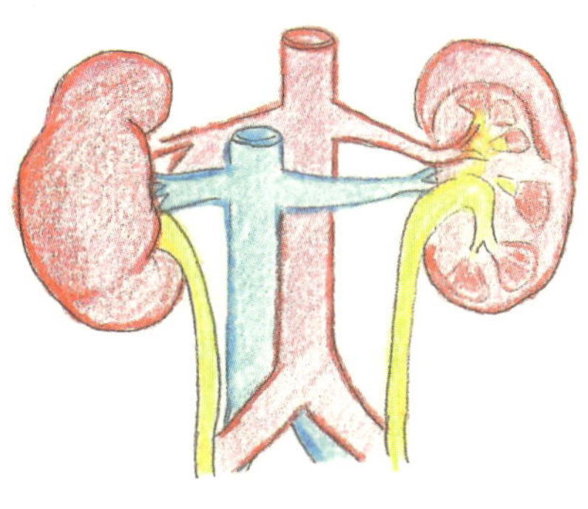

- 신장의 무게 : 150~250g 정도
- 크기 : 11~13cm
- 두께 : 3.5~4cm 정도
- 색깔 : 적갈색
- 모양 : 강낭콩 모양

┃그림 1-1┃ 우리 몸속 신장 모양

신장을 순우리말로 “콩팥”이라 부르며, 그 이유는 강낭콩 모양을 하고 있어서 “콩팥”이라고 부를 뿐 기능상의 의미는 아니라고 한다.

각 신장은 약 100만여 개의 사구체와 뇨세관(尿細管)으로 구성된 신원(腎元)이라는 기본구조로 이루어져 있으며, 하나의 신원은 사구체라고 불리는 미세한 모세혈관 덩어리와 신세뇨관으로 구성되어 있으며 여과와 흡수의 기능을 하게 된다.

콩팥은 역할 면에서나 기능 면에서 인체에 굉장히 중요한 “장기”이다. 단순히 소변을 만들고 처리하는 기능 외에도 인체에 필수적이며 복합적인 많은 기능을 하고 있다.

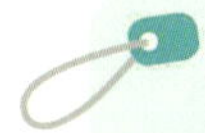

〈신장의 주요 역할〉

① 체내로 들어온 약물과 독소 및 노폐물을 걸러내어 소변으로 배출한다.

② 나트륨, 칼륨, 인과 같은 전해질과 체내 수분량을 조절한다.

③ 부갑상선 호르몬에 의해 신장에서 칼슘의 재흡수를 조절하여 건강한 뼈를 만든다.

④ 조혈인자를 분비하여 골수에서 적혈구 생성을 조절한다.

⑤ 혈류량을 조절하고 레닌이라는 효소를 분비하여 혈압을 조절한다.

⑥ 적혈구 형성을 자극하는 호르몬을 분비하여 빈혈 예방하는 기능을 한다.

태어날 때부터 사람에겐 신장이 두 개씩 붙어 있으며, 위에서 설명하는 여러 가지 기능을 하는데 또 다른 특징은 두 개의 신장 중 한쪽을 절제하더라도 남은 한쪽 신장의 보상작용으로 위의 여러 기능을 정상적으로 수행해 나갈 수 있다는 점이다.

그러나 신장에 병이 생기면 화학물질과 수분을 제거하고 조절하는 능력을 상실한다. 그렇게 되면 노폐물이 체내에 쌓이면서 수분 과다의 상태가 되어 부종과 함께 요독 증세를 보이게 되면서 위험한 상태를 초래하게 되므로 주의에 또 주의를 기울여야 한다.

2. 신장은 어떤 일을 하는가?

혈액이 심장에서 혈관을 타고 신장으로 흘러들어 신장의 사구체로 들어가서 여과되고, 이 여과된 혈액은 뇨세관을 따라 흐르게 되는데 여기서 여러 화학물질과 수분이 체내의 필요에 의해 첨가되거나 제거된 후 방광을 거쳐 소변으로 배출하는 일을 한다.

신장으로 들어가는 혈액의 양은 심장에서 보내는 혈액량의 4분의 1 정도 흘러들어 가고 이것을 양으로 따지자면 1분에 약 800mL의 혈액이 신장으로 유입되며, 그 혈액량을 환산하면 "심장"이나 "간장" 또는 "뇌"보다 훨씬 많은 양의 혈액을 처리한다.

신장은 하루 24시간을 쉬지 않고 약 200리터의 수분을 거르고 재흡수하는 일을 반복하는 데 이 중 소변으로 하루에 약 2리터(1%) 정도를 걸러서 몸 밖으로 배출하게 되며, 신장에서 만들어진 소변은 신장 바로 아래에 있는 방광(소변 주머니)에서 1~8시간가량 머무른 뒤 최종적으로 요도를 통해서 몸 밖으로 배설된다.

신장의 기능 장애로 소변 조성이 안 되고 배설되어야 할 소변이 체내에 체류하게 되면 몸이 붓는 부종이 생기게 되는데 이것을 보통 요독(尿毒)이라고 한다.

사구체에서는 혈액에서 수분을 여과시키고, 뇨 세관에서는 이 여과된 수분에서 다시 나트륨, 포도당, 단백질 같은 필수 영양소를 흡수하는 일을 한다.

따라서, 신장에서는 질소나 유황 화합물 등의 노폐물을 오줌으로 배설하고, 체내 세포외액의 양을 일정하게 유지하도록 조절하며 수분과 염분 등 전해질을 조절한다.

뿐만 아니라 혈액을 약알칼리성 농도로 유지하는 일을 하며, 혈압을 조절하고 조혈 호르몬은 만들어 적혈구를 생성한다.

또 비타민 D를 활성화하여 칼슘을 조절하기 때문에 신부전 환자의 경우 신성 골증을 유발하게 되며, 인슐린을 분해하는 일도 담당하고 있다.

사람들은 보통 체내의 배설물과 잉여분의 수분을 단순히 소변을 통해 배설하는 것이 신장의 기능이라고 알고 있는데, 이는 배설과 재흡수라는 매우 복잡한 과정을 통해서 이루어지고 체내의 균형을 안정적으로 유지하는 데 아주 중요한 기능을 한다.

또한 체내의 염분과 칼륨의 균형, 신체에 산성과 알칼리성을 유지하는 데도 역시 중요한 기능을 하고 있다.

신장에서 생성되는 어떤 호르몬은 적혈구를 생성하게 하고 어떤 호르몬은 혈압을 조절하거나 칼슘의 대사에 관여하므로 아주 중요하면서도 많은 일을 하고 있다고 할 수 있다.

이렇게 중요한 일을 함에도 불구하고 신장의 기능이 조금 떨어지거나 다소 망가졌다고 해도 우리는 그 증상을 바로 느낄 수 없거나 모르는 경우도 있다.

그러나 일단 신장이 망가지면 다시 회복할 수 없다는 치명적 단점이 있고, 망가진 신장을 대신해 일단 투석을 시작하면 이식이라는 해결책이 나올 때까지 2일에 한 번씩 투석 병원을 찾아 1회 4시간씩 투석을 반복적으로 계속해야 생명을 유지할 수 있기 때문에 일상생활에 큰 지장을 받게 된다.

그렇기 때문에 직장생활도 어렵고 일상생활, 장기 여행 등 지장이 많아서 삶의 질이 현저히 떨어지므로 절대 가벼이 여기지 말고 조금이라도 이상 증상이 느껴지면 전문의를 찾아 초기에 꼭 치료를 받으라고 강권하고 싶다.

신장은 인체의 3%에도 못 미칠 정도로 아주 작은 비중을 차지하고 있지만, 필자는 신장병을 앓았고 투석과 신장이식을 모두 경험한 입장에서 몸이 천 냥이면 신장은 오백 냥쯤이라고 그 가치를 말하고 싶다.

왜냐하면 투병 기간 동안 가려야 하는 음식이 많아 제대로 먹을 수 없었고, 혈액투석은 다시 상상조차 하기 싫은 무척 힘든 과정이었기 때문이다.

3. 콩팥병(신부전)이란 무엇인가?

콩팥병이란 신장조직이 서서히 손상되어 회복이 불가능한 상태로 3개월 이상 지속된 경우를 말하며 원인은 당뇨병, 사구체 신장염, 선천성 질환 등 여러 가지가 있다.

만성 신부전증의 상태로 악화되면 정상적인 신장 운동으로 소변을 통해 배설되어야 할 노폐물들과 수분이 몸속에 축적되고 전해질의 균형이 깨지는 등의 변화가 일어나서 피로감, 식욕부진, 야뇨증, 수면장애, 소화 장애 등의 초기 증상이 나타난다.

심하게 진행되는 경우 빈혈과 고혈압이 발생하며 호흡곤란, 심장장애, 경련, 혼수로까지 진행되어 생명에 위협을 받을 수 있다.

다시 말해서 만성 신부전증이 진행되어 신장기능이 정상의 10% 미만이 되면 투석이나 신장이식 수술을 꼭 해야 하는데, 이식이나 치료를 시행하지 않을 경우 생명에 치명적인 타격을 입게 되며 심한 경우 사망에 이를 수 있다.

4. 신장병의 종류

두 개의 콩팥 중 신장 질환이 한쪽에만 생겼다면 불행 중 그나마 다행스러운 일이겠지만, 보통의 경우 병이 생기면 양쪽 신장에 동시에 같이 발병한다. 어떤 경우이든 질환이 심해져서 화학물질과 수분을 제거하고 조절하는 능력이 상실되면 노폐물이 체내에 쌓이면서 수분 과다의 상태가 되어 부종과 함께 요독 증세를 보이게 되는 것이다.

이러한 신장병의 종류 역시 다양하다.

급성 사구체신염, 만성 사구체신염, 급성 신장염, 만성 신장염, 네프로제 증후군, 급성과 만성 신부전증, 신우신염, 신경화증, 신혈관성 고혈압과 요실금, 야뇨증, 다뇨증까지 수많은 종류가 있는가 하면 남성의 정력과 관련된 유정(遺精)까지도 신장 질환으로 분류하는 경우가 있다고 한다.

약물의 남용으로 인한 신장 질환과 다이어트를 위하여 이뇨제나 변비약을 잘못 사용할 경우 위성 버터증후군이 될 수 있음으로 약물 사용 전에 꼭 전문의와 상의하길 권한다.

5. 신장병을 확인하는 검사

1) 소변검사

소변에 단백과 당이 나오는가? 나온다면 그 양은 어느 정도인가를 검사를 통해서 알아보고 농축도, 산도, 적혈구와 백혈구의 유무, 세균 및 결정체의 존재 여부를 검사한다.

신장기능이 손상되면 소변을 농축시키는 작용을 잃게 되므로 하루 중 첫 소변의 농축도가 떨어진 경우에는 신장병을 의심해 볼 수 있다.

2) 혈액검사

혈액 중의 요소, 무기질, 콜레스테롤, 알부민, 칼륨, 당뇨, 헤모글로빈, 단백 등의 양을 측정하고 크레아티닌(cr), 혈액 내 요소질소(BUN)의 수치를 측정하는 검사를 통하여 신장기능의 이상 유무를 확인해 볼 수 있다.

아래는 혈액 검사상 신장의 정상 수치이다.

표 1-1 신장기능검사 정상 범위

항 목	정상수치	비 고
크레아티닌(cr)	0.68~1.19mg/dl 0.4~0.8mg/dl	남성 기준 여성 기준
칼륨(K)	3.9~5.5mmol/l	5.5mm 이상 시 위험군으로 분류
요소질소(BUN)	8.5~22mg/dl	
요산	3~7mg/dl	
인	2.5~4.3mg/dl	
헤모글로빈	13.0~17.0mg/dl	
단백뇨	120~150mg/l	
혈뇨	4~5/HPF	

자료출처 : 일반인을 위한 만성 콩팥병 바로알기, 세브란스병원

3) 혈압검사

신장은 혈압을 높이기도 하고 내리기도 하는 역할을 하는데 몸 안에 수분이 증가하여 혈액의 양이 많아지면 균형이 깨지므로 혈압이 오르게 된다.

혈압이 높거나 낮다고 다 신장이 나쁘다는 것은 아니지만 신장 질환이 있는 사람이 대개 혈압이 높게 나오고, 고혈압이 오래가면 신장이 나빠지는 경우가 많아 식습관이나 스트레스 등 혈압을 높일 수 있는 요인을 막고 병원을 찾는 등 각별히 경계해야 한다.

6. 말기 신부전증의 치료는 어떻게 하는가?

생명을 유지하기 위해서는 두 가지 방법이 있다.

1) 일반적인 방법으로 혈액투석 또는 복막투석

투석은 환자의 혈관과 혈액 투석기(인공신장)를 관으로 연결하여 혈액 속의 노폐물을 기계에서 제거하고 다시 혈관으로 되돌리는 혈액투석과 복강에 투석액을 넣어 노폐물을 제거하는 복막투석, 이 두 가지가 일반적이다.

투석치료는 만성 신부전증 환자의 생명을 유지해 주는 중요한 치료이긴 하지만, 요독증에서 완전히 벗어날 수 없고 다만 정상 신장 기능의 13~17% 정도의 역할밖에 하지 못한다고 한다.

따라서, 투석치료를 받는 환자는 건강 상태가 좋지 않을 수 있고, 또한 투석을 받기 위해 상당한 시간을 할애하여야 하므로 정상적인 사회 활동하기가 어렵게 된다.

보통 혈액투석의 경우 1주일에 3번을 받게 되며, 한번 받을 때마다 4시간을 꼬박 침대에 누워서 받게 되므로 정상적인 직장 생활은 매우 어렵고 멀리 2박 이상 외출이나 해외여행은 제한적이어야 하므로 일상생활에 많은 지장을 받게 된다.

2) 신장이식 수술을 하는 방법

말기 신부전증에 대한 최선의 치료법으로 정상인(혹은 뇌사자) 기증자의 한쪽 신장을 떼어 신부전증 환자에게 이식하는 방법이다. 건강한 성인은 신장의 한쪽을 제공하더라도 나머지 한 개의 신장으로 건강하게 정상적인 수명을 누리며 살 수 있다.

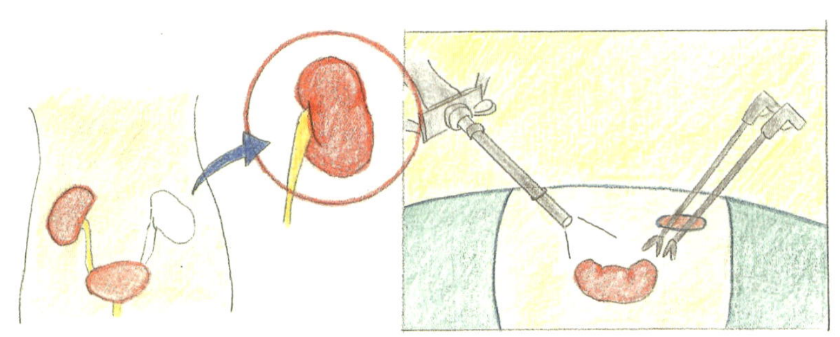

〈이식수술 설명〉

1) 적출한 신장을 환자의 혈관에 연결하여 신장 하나를 추가함.
2) 기존 신장에 암 등 문제가 있는 경우 이식할 수 없음.

그림 1-2 기증자에게서 신장 적출

성공적으로 이식을 받은 환자의 경우, 거의 정상인과 같은 건강 상태를 유지할 수 있어 정상적인 직장생활과 가정생활을 할 수 있다.

수술 후에는 이식된 신장의 유지 관리 여부에 따라 신장을 쓸 수 있는 신장 수명이 결정되므로 면역 약 복용과 식생활 등 건강에 각별한 주의가 필요하다.

단, 말기 신부전증 환자 모두가 신장이식 수술이 가능한 것은 아니다. 악성종양, 약물 남용자, 간 경화증이나 만성 활동성 간염을 앓고 있는 경우와 급성 심혈관 질환(심근경색증, 뇌혈관질환, 심한 관상동맥질환), 활동성 감염 질환자 등 신장이 건강하지 않은 기증자에게서 신장이식이 불가능함을 유의하여야 한다.

하지만, 일부 환자의 경우 그 질환을 치료하여 지병이 호전된 후 정밀한 검사를 통하여 이식 가능 여부를 판단하여 이식을 시행할 수 있다.

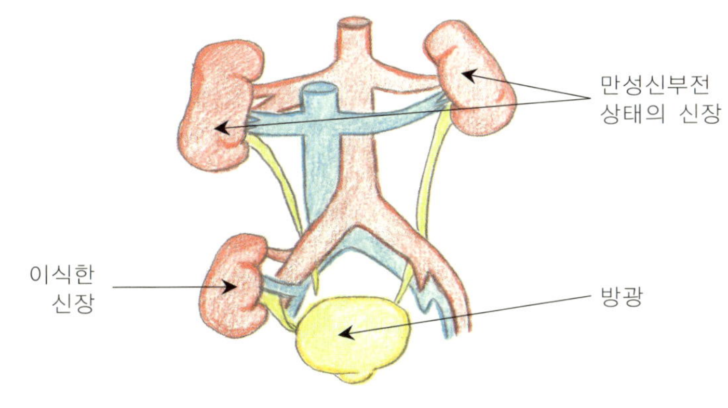

| 그림 1-3 | 수혜자에게 신장이식

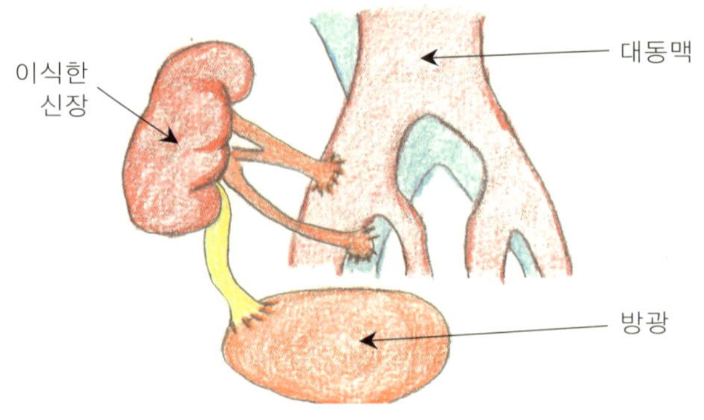

┃그림 1-4┃ 수술 형태

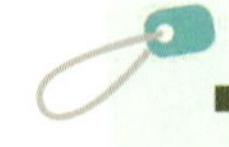

■ 신장 기증자가 없어 타인의 신장을 이식 받아야 할 때

신장병 환자가 주치의에게 신장이식을 권유받았으나 신장 기증자가 없는 경우 환자는 장기이식센터의 장기이식 코디네이터 및 이식팀과 상담을 하고 보건복지부 산하 질병관리본부 장기이식관리센터(KONOS)에 신장이식 대기자로 등록하여야 수술을 할 수 있다.

환자가 기증받아야 할 건강한 신장은 뇌사 장기 기증자로부터 받을 수 있으며, 이러한 절차를 위해 사전에 장기이식센터에 등록하고 수술에 필요한 검사를 미리 해둬야 한다.

등록 후 뇌사 장기기증자 발생 시 KONOS(장기이식관리센터)에서 이식 대상자를 선정하여 이식 수술이 시행될 수 있게 하며, 이식을 받기 위해 기다리는 기간은 짧게는 몇

년, 길게는 10년 이상이 걸릴 수도 있다.

2003년 개정된 "장기 등 이식에 관한 법"에 따라 뇌사 장기기증자 관리 병원의 신장 이식 대기자에 대해 우선권을 부여하고 있다. 이런 우선권을 받으려면 뇌사 장기기증자 관리 병원에 이식 대기자로 등록하지 않으면 불가능하며, 보건복지부로부터 뇌사 장기기증자 관리기관으로 지정된 병원에서 등록하여야 한다. 이러한 뇌사 장기기증 병원으로 지정된 병원은 전국에 36개 정도가 있다고 한다.

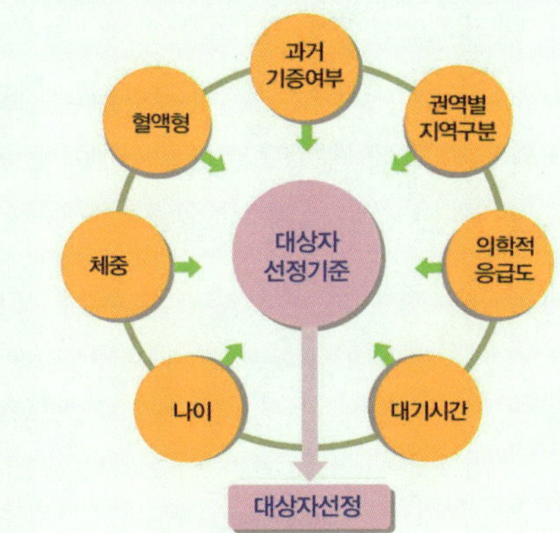

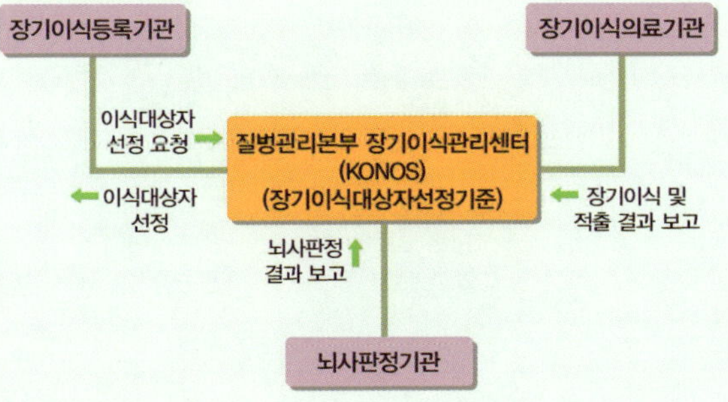

그림 1-5 질병관리본부 장기이식센터 체계

Q&A 신장병 Q & A

Q1. 만성 신장병이 왜 위험한가?

만성 신장병 환자들은 정상인보다 심혈관 질환과 뇌혈관 질환에 매우 잘 걸린다.

또한 병원에 입원하는 빈도도 일반인보다 3배가량 높고, 만성 신장병의 단계가 진행되면 심혈관계 질환으로 인한 사망률이 정상인보다 약 10~30배 정도 높다고 한다.

최근 대한신장학회에서 조사한 바에 따르면, 당뇨병을 앓고 있는 말기 신부전 환자의 5년 생존율이 39.9%로 암 환자 평균 생존율 64.1%(보건복지부 2011년 추산)와 비교가 된다.

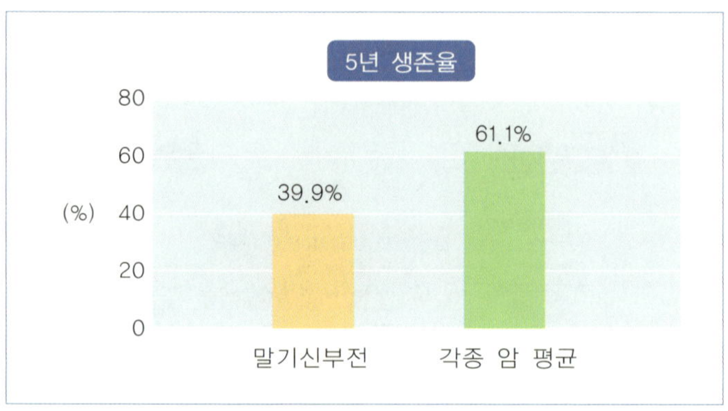

자료출처 : 질병관리본부

| 그림 1-6 | 말기 신부전 환자와 암 환자의 5년간 평균 생존율

Q2. 나에게 신장병이 있다는 것을 어떻게 알 수 있을까?

만성 콩팥병은 초기에는 아무런 증상이 없어 병에 대한 인지가 매우 어렵다.

그리고 자각 증상이 생겨 신난이 될 때에는 이미 만성 콩팥병이 상당히 진행되어 돌이킬 수 없는 경우가 많다. 그러므로 무엇보다 다음과 같이 콩팥이 나빠질 수 있는 위험 인자를 가지고 있는 경우에 콩팥 기능 검사를 정기적으로 받아보는 것이 안전하다.

〈만성 콩팥병의 위험 인자〉

1) 당뇨병과 고혈압이 있는 사람
2) 비만 또는 흡연하는 애연가
3) 나이 50세 이상의 중년
4) 콩팥병, 당뇨병, 고혈압의 가족력이 있는 사람
5) 소변 시 지속적으로 혈뇨나 거품뇨가 나오는 사람
(소변 후 거품이 없어지지 않는 경우)
6) 과거 콩팥 절제술을 한 사람
7) 반복되는 콩팥 감염이 있는 경우

만성 콩팥병은 간단한 혈액검사와 소변 검사로 진단할 수 있다. 소변 검사로는 검사용 스택을 이용해 단백뇨와 혈뇨 여부를 조사하는 것이 가장 쉬운 방법이고, 콩팥 기능은 사구체 여과율로 측정하는 것이 가장 정확한 방법인데 혈액검사로 혈청 크레아티닌(cr) 수치를 검사하여 계산한다.

사구체 여과율이 60mL/min/1.73㎡ 이하로 감소하여 있거나, 사구체 여과율이 정상이더라도 소변검사에서 지속적인 단백뇨 또는 혈뇨가 있는 경우는 만성 콩팥병이 있을 가능성이 높으므로 꼭 검사하는 것이 좋다.

Q3. 신장은 어떤 기능을 하는가?

1) 콩팥은 우리 몸속에 있는 "정수기"라고 생각해야 한다.
우리 몸은 날마다 먹고 마시는 영양소를 통하여 우리의 생명에 필요한 물질들을 생산해 내고, 그 부산물로 노폐물이 만들어진다.
불필요한 노폐물은 제거하면서 동시에 우리 몸에 필요한 물질들을 몸속에 유지되도록 여과기와 같은 역할을 하는 장기가 바로 신장이다.

2) 콩팥은 우리 몸의 전해질 균형을 유지해 준다.
콩팥은 우리 몸의 산/염기 상태와 전해질의 균형이 깨지지 않도록 하여 우리 몸을 늘 일정한 상태로 유지해 준다.

3) 콩팥은 혈압을 조절한다.
콩팥은 "레닌"이라는 호르몬을 분비하거나 염분을 적절하게 조절하여 혈압을 조절하는 역할을 한다.

4) 콩팥은 적혈구 생성을 돕는다.
콩팥은 골수에서 적혈구를 만드는 데 필수적인 "에리스로포이에틴(erythropoietin)"이라는 조혈 호르몬은 생산한다.

5) 콩팥은 뼈가 튼튼하도록 도와준다.
콩팥에서 활성화된 비타민 D는 장에서의 칼슘 흡수를 도움으로써 뼈를 튼튼하게 만들어 준다.

Q4. 콩팥의 구조는 어떻게 생겼나?

콩팥은 어른의 주먹과 비슷한 크기로 강낭콩 모양으로 생긴 장기이다. 앞쪽 배보다 등 쪽에서 가까우며 12번째 흉추와 3번째 요추 사이에 위치해 있다.

호흡에 따라 위아래로 움직이며, 대동맥에서 직접 혈액을 공급받아 노폐물과 여분의 수분을 제거한 후 대정맥으로 몸속에 다시 돌려보내고, 콩팥에서 만들어진 소변은 요관을 통해 방광에 일시 저장된 후 요도를 통해 소변이라는 이름으로 체외로 배출된다.

사구체는 콩팥에서 혈액을 걸러 노폐물을 제거하는 여과기의 역할을 하는 모세혈관 덩어리이다. 사구체는 그 모양이 일종의 실타래처럼 되어 있다고 한다. 사구체 모세혈관 내의 혈액이 여과되어 보먼주머니에 모인 후, 세뇨관에서 필요한 성분은 재흡수하고 불필요한 성분을 다시 분비하는 과정을 거치게 되는데 이런 과정을 통해 소변이 만들어진다.

Q5. 만성 콩팥병 3기라고 들었을 경우, 어떤 상태를 말하나?

만성 콩팥병은 사구체 여과율에 따라서 1기부터 5기까지로 분류한다. 3기는 아래 표에서 보듯이 사구체 여과율이 30~59mL/min/1.73㎡인 상태를 말한다. 만성 콩팥병이 진행하여 혈액투석이나 복막투석 또는 콩팥 이식과 같은 신 대체 요법이 필요한 시기가 되는 경우를 말기 신부전(만성 콩팥병 5기)이라고 하며, 3기라면 더 악화하지 않도록 진행을 막기 위해 적절한 치료가 반드시 필요한 시기이다.

표 1-2 만성 콩팥병의 병증 단계

단계	설 명	사구체 여과율 mL/min/1.73㎡
1기	콩팥 손상 + 정상 또는 증가된 사구체 여과율	≥ 90
2기	콩팥 손상 + 경도의 사구체 여과율 감소	60 ~ 89
3기	중증도의 사구체 여과율 감소	30 ~ 59
4기	중증의 사구체 여과율 감소	15 ~ 29
5기	말기 신(腎)부전	< 15

자료출처 : 일반인을 위한 만성 콩팥병 바로알기, 세브란스병원

Q6. 당뇨병이나 고혈압 환자가 평소 콩팥 건강에 신경 써야 하는 이유는 무엇일까요?

국내에서 투석이나 콩팥 이식이 필요한 말기 신부전으로 진행한 경우에 콩팥을 나쁘게 한 원인 질병을 분석해 보면, 1위가 당뇨병, 2위가 고혈압, 3위가 만성사구체신염(콩팥 자체의 질병)이다.

그뿐만 아니라 수명이 증가하면서 당뇨병과 고혈압 발생율이 점점 높아지고 있기 때문에 연도별 비율의 추이를 보면 이들 질병으로 인한 말기 신부전의 비율이 점점 높아짐을 알 수 있다. 콩팥은 한 번 나빠지면 회복되기 어렵다.

따라서 당뇨병과 고혈압 환자들은 만성 콩팥병 발생의 고위험군으로 간주하고 있음으로 평소 콩팥 건강에 신경 써야 한다.

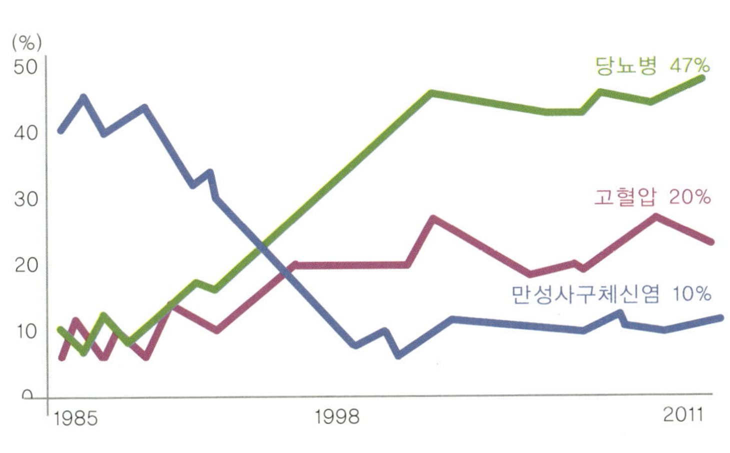

자료출처 : 한국장기조직기증원

| 그림 1-7 | 신장병 원인 인자

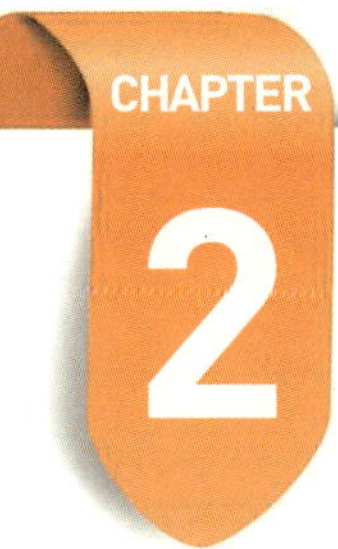

신장이식 수술 준비 및 검사

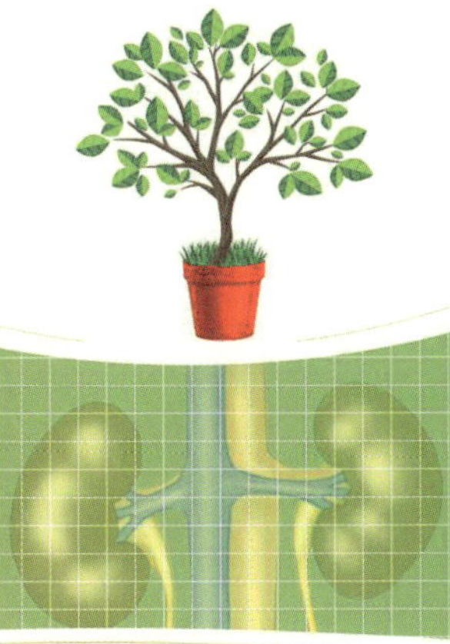

CHAPTER 2

신장이식 수술 준비 및 검사

이 장에서는 수술을 위한 준비-정밀검사 등 필자의 경험을 토대로 집필하였으며, 신장이식 수술을 앞두었거나 이식을 준비하는 분들에게 필요한 내용을 위주로 적었다.

〈신장병 진단 → 혈액투석 → 이식수술 결심 → 수술 준비〉를 하는데 나의 경험담이 조금이나마 도움이 되고 심적으로 위안이 되었으면 하는 마음으로 일련의 과정을 정리하여 이 장에서 소개한다.

1. 신장이식 수술을 준비하는 분들을 위하여

현재 우리나라에 이식을 기다리며 투석을 받는 신장병 환자가 약 70,000여 명에 이른다고 한다.

그 대부분의 환자가 난생처음 앓는 병일 것이다.

사회활동을 활발하게 하면서 그렇게 건강하게 살다가도 신장이 망가지기 시작하면 걷잡을 수 없이 나빠져서 운이 나쁜 경우 죽을 때까지 장기간 혈액투석을 받으면서 병원 신세를 져야 하는 병으로 어쩌면 암보다 더 무서운 병일 수도 있다.

암은 할 수 있는 치료를 모두 다 하고 나면 종국에 죽기라도 하지만, 신장병은 발병하면 치료를 받아 가며 현상을 유지하면서 지내다, 일정 수치 이하로 악화하면 혈액투석을 받으면서 투병 생활을 하게 된다. 이 혈액투석을 받으면 생명을 연장하는 데 크게 문제가 되지 않는다고 한다.

그러나 〈혈액투석〉이란 것을 받아 가며 살아가자면 컨디션은 매일매일 엉망이 되고 일상 활동에도 이런저런 제약이 많아 삶의 질 차원에서 정말 비참하다 싶을 정도의 고통스러운 삶을 살아내야 한다는 게 문제일 것이다.

투석을 받아야 하는 상황까지 갔다면 규칙적인 투석이 이루어져야 하므로 일단 정상적인 사회생활이 불가능하다고 봐야 하고 먹는 것에도 먹으면 안 되는 것이 있어 많은 제약을 받게 된다.

신장기능 검사(혈액검사)에서 신장 수치(cr)가 기준치를 벗어나 신장병 진단을 받으면 이때는 식이요법이 가장 중요하다.

앞으로 먹을 것보다는 삼가야 할 것들이 훨씬 더 많은 상황으로 지금까지의 식생활이 180도 완전히 바뀌게 되는 것이다.

섭취한 음식의 수분은 신장에서 여과되어야 하므로 과일이나 야채 등 칼륨이 많이 들어 있는 음식과 육류 등 단백질이나 지방을 많이 함유한 음식, 그리고 짜고 달고 맵거나 장기에 자극을 줄 수 있는 음식은 절대 피해야 하기 때문에 조절을 잘해야 한다.

불행히도 식이요법 잘한다고 해서 신장병 증세가 나아지는 것을 의미하지는 않는다. 이는 수치를 안정시키거나 병세를 유지하는 것에 지나지 않는다.

이렇게 실생활에서 많은 절제를 요구받기 때문에 그런 면에서 육체적 고통만큼이나 먹고 싶은 것을 먹지 못하고 절제해야 하는 정신적 스트레스가 더 고통스럽게 느껴질 수도 있다.

그래도 이 단계까진 상황이 좋은 편이다.

더 악화되어 혈액투석을 해야 하는 상황이라면 또 다른 차원의 이야기가 된다. 하루 걸러 한 번씩 약 4시간을 꼼짝없이 병원 침대에 누워 나의 혈관과 투석 기계를 바늘로 연결하여 혈액을 걸러 내는 상황이 시작되면 정말 감당하기 힘든 여정이 된다.

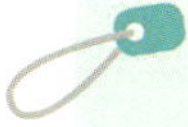

〈만성 콩팥병 환자의 식사요법의 필요성〉

앞에서 이야기한 것처럼 식이요법은 신장병을 치료하는 수단이 아니라 현재 신장병 상태를 유지해 투석 시기를 늦추는 수단으로 생각해야 한다.
만성 콩팥병이 진행되어 콩팥 기능이 10% 이하로 떨어지면 투석치료를 받아야 한다. 여기까지 기능이 떨어지기 전에 환자에 적합한 식사요법을 하면 투석 시기를 조금이나마 늦출 수도 있을 것이다.

1) 요독 증상을 방지

콩팥 기능이 저하되어 노폐물이 배출되지 못하고 몸 안에 쌓이게 되면 요독 증상이 나타난다.

요독 증상이 생기면 식욕이 없어지고 메스꺼움, 구토가 발병되며 더 심해지면 심장, 호흡, 신경계 증상이 발생한다. 올바른 식사 조절은 이러한 요독 증상을 막는 데 도움이 된다.

2) 좋은 영양상태 유지

만성 콩팥병 환자들은 식욕부진, 부족한 식사량, 과다한 식사 제한, 질병으로 인한 영양소 대사 이상 등으로 인해 영양 불량상태에 빠지기 쉽다. 콩팥질환 환자가 식사요법을 해야 하는 가장 큰 이유는 영양 불량을 예방하여 그나마 건강한 삶을 유지하기 위함이다.

3) 질병 진행 속도를 지연

한번 나빠진 콩팥 기능을 다시 회복하기는 어렵지만 올바른 방법으로 식사를 조절하면 콩팥 기능이 저하되는 속도를 늦추어 질병 악화를 다소간 지연시킬 수 있다.

필자의 경우 처음 신장병이라고 들었을 때는 "난 만성신부전이라 지금 이 상태가 죽을 때까지 쭉 유지되는가 보다" 싶었다. 아니 그렇게 믿고 싶었다.

그래서 할 수 있는 운동, 먹고 싶은 음식에 술도 마시고 싶은 만큼 마시며 살아왔다. 신장 수치가 이상 상태이긴 했지만 컨디션에 큰 변화 없이 쭉 유지되어 왔기 때문에 크게 걱정을 안 했던 것 같다. 단 혈압이 높았기 때문에 혈압약은 매일매일 꾸준히 복용해 왔다.

하지만 세월이 지나 나이가 들고 쭉 유지될 것만 같았던 신장 수치가 점점 악화하여 철저한 식이요법을 해야 했고, 막바지에 담당 의사에게서 혈액 투석이나 이식을 권유받았을 때는 솔직히 "난 이제 끝났구나", "이제 어쩌나?" 하는 절망감이 훨씬 더 컸었다.

신부전이 본격 악화되기 시작한 다음부터 식이요법을 철저히 해 왔다고 스스로 생각한다.

이것저것 음식에 제약을 받다 보니 밥밖에 먹을 것이 없어 여름엔 맨밥에 물 말아 먹은 적도 많다.

우리나라 먹거리를 크게 나눠보면 밥, 밀가루(면류), 고기(육류, 닭고기, 생선회 등), 야채(과일)인데, 칼국수나 자장면 같은 것은 면 자체에 염분이 들어있고 대체로 짠 음식이라 피해야 했고, 고기류는 단백질이 많아 이를 분해하려면 신장에 무리가 가서 망가지는 속도를 가속하므로 피해야 했다. 과일, 야채는 자체에 칼륨이 많이 들어 있어 피해야 하는 음식 1순위였다.

신장에서 칼륨을 제대로 거르지 못하여 K(칼륨) 수치가 높아지면 심부전(심장마비)으로 이어질 수 있어 아주 위험하다고 한다.

그래서 인터넷을 통해 칼륨이 적은 음식을 찾아 먹거나 칼륨 함유량이 높은 야채는 두어 시간 정도 물에 담그거나 끓는 물에 삶아서 칼륨을 낮추어 먹어야 했다.

야채에 들어 있는 칼륨은 물에 담그면 약 10%가 빠지고, 끓는 물에 삶으면 약 30% 정도가 빠진다고 한다. 칼륨 함유가 높은 과일은 먹을 수가 없음으로 캔에 담겨있는 감귤, 황도 같은 가공된 과일 외는 아예 먹지 못했다. 생과일 중에 어떤 과일이 칼륨 함유가 가장 낮은지 과일별로 찾아 분석해보니 사과가 가장 적게 들어있다는 걸 알고 가끔 사과 1/4쪽 정도 먹기도 했는데, 이것은 약간의 비타민 보충과 씹는 즐거움을 위한 것일 뿐 거의 먹을 수가 없었다.

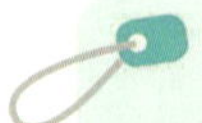

〈야채에서 칼륨을 빼는 방법〉

1) 야채의 껍질이나 줄기에 칼륨이 많음으로 제거하고 잎 부분을 조리.
2) 야채를 잘게 잘라 10배 이상의 물에 2시간 이상 담가 둔 후 충분히 헹궈서 조리.
3) 칼륨이 함유된 식품은 가열 조리하여 섭취.
4) 최소한 재료의 4~5배의 물에 데치거나 삶아낸 후 충분히 헹구고 사용한 물은 버림.
   수용성 비타민이 소실될 수 있으니 수용성 비타민제의 보충이 필요.

표 2-1 칼륨 함유량

(mg)	채소군	과일군
저칼륨군 (100mg)	달래(30g), 당근(30g), 김(2g), 깻잎(20g), 풋고추(20g), 더덕(30g), 치커리(30g), 배추(70g), 양상추(70g), 마늘쫑(40g), 파(40g), 냉이(50g), 무청(50g), 양파(50g), 양배추(50g), 가지(70g), 고비(삶)(70g), 고사리(삶)(70g), 무(70g),	귤(통)(80g), 금귤(60g), 단감(80g), 연시(80g), 레몬(80g), 사과(100g), 사과주스(100g), 자두(80g), 파인애플(100g), 파인애플(통)(120g), 포도(100g), 깐포도(통)(100g), 후르츠칵테일(통)(100g)

(mg)	채소군	과일군
	숙주(70g), 오이(70g), 죽순(통)(70g), 콩나물(70g), 피망(70g), 생표고(30g), 팽이버섯(40g), 녹두묵(100g), 메밀묵(100g), 도토리묵(100g)	
중등칼륨군 (200mg)	무말랭이(10g), 두릅(50g), 상추(70g), 샐러리(70g), 케일(70g), 도라지(50g), 연근(50g), 우엉(50g), 풋마늘(50g), 고구마순(70g), 느타리(70g), 열무(70g), 애호박(70g), 중국부추(70g)	귤(100g), 다래(80g), 대추(건)(20g), 대추(생)(60g), 배(100g), 딸기(150g), 백도(150g), 황도(150g), 살구(150g), 수박(200g), 오렌지(150g), 오렌지주스(100g), 자몽(150g), 파파야(100g), 포도(거봉)(100g)
고칼륨군 (400mg)	고추잎(50g), 아욱(50g), 근대(70g), 머위(70g), 물미역(70g), 미나리(70g), 부추(70g), 쑥(70g), 쑥갓(70g), 시금치(70g), 죽순(70g), 취(70g), 단호박(100g), 늙은호박(150g), 양송이(70g)	곶감(50g), 멜론(머스트)(120g), 바나나(120g), 앵두(120g), 참외(120g), 천도복숭아(200g), 키위(100g), 토마토(250g), 체리토마토(250g)

자료출처 : 투석 전 만성 콩팥병 식사요법, 세브란스병원

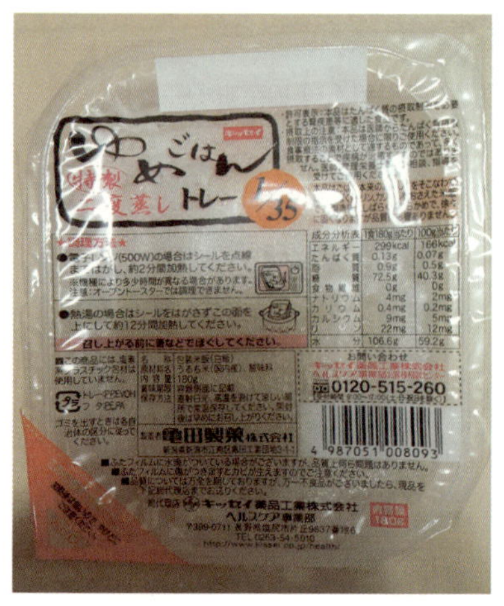

| 그림 2-1 | 저단백 밥

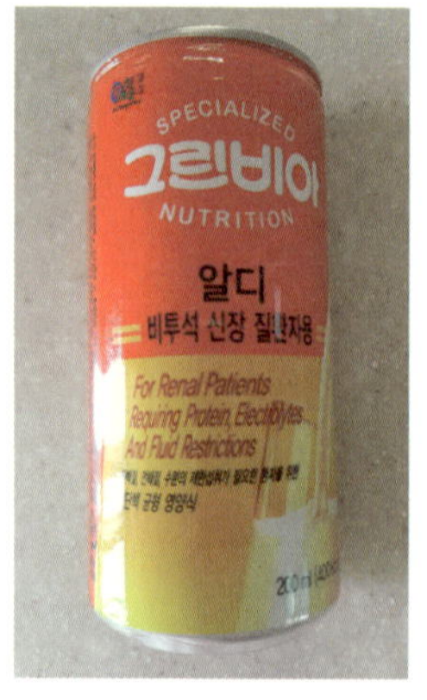

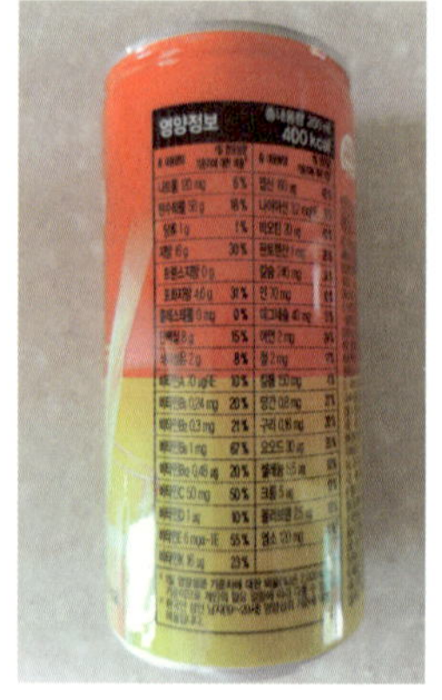

| 그림 2-2 | 단백균형 영양식

그동안 실력이 뛰어난 의사, 친절한 의사를 만나서 치료를 잘 해 왔지만, 투석이나 이식을 권유받을 즈음, 외래 진료받던 어느 날 담당 의사는 "형제분들 있으세요?" 하고 먼저 물어 왔던 것을 또렷이 기억하는데 "아~ 이제 올 것이 왔구나." 싶었다.

나에게는 형도 있고 동생도 어머니도 있고, 아들도 둘이 있지만, 의사가 물어보는 이유가 심히 짐작되었기에 순간 대답을 망설일 수밖에 없었다. 있다고 말하면 그중에 누군가가 꼭 잡혀갈 것 같은 기분이었다.

한편으로 있으면 어쩔 것이고 없으면 어쩌란 말인가? 하는 생각도 들었다. 결국 신장을 기증받으란 이야긴데 그게 말처럼 쉬운 일은 아니잖은가.

가족들도 어렴풋이 짐작은 하고 있겠지만 내 병증에 대해서 아직 직계가족이나 형제들에게 제대로 알리지도 않는 상황에서 느닷없이 "나 이런 병에 걸렸으니 누군가 나한테 신장 좀 기증해 주세요." "나 좀 살려주세요." 하고 말조차 꺼내기도 어려운 일이다.

그간 신장에 대해서는 의사의 진찰 과정에서 설명과 관련 책자, 인터넷 서핑, 경험담 등으로 적지 않은 지식을 가지고 있었다고 생각했지만, 병에 걸리면 치료 방법이 거의 없다는 것과 이식이 아닌 치료된 사례도 어느 돌팔이 의사의 기적 같은 자연 치유 이야기 외는 별다른 보고가 없다는 것도 알고 있었다.

앞으로 정상적으로 살아가기 위해서 뭘 어떻게 해야 하는지도 어림짐작으로 알고 있었고, 신장병을 앓는 환자의 최종 종착지도 짐작하고 있었다.

그러나 포기하지 말자는 신념만은 굳게 가지고 있었다.

내 생활신조가 "할 수 있는 데까지 최선을 다하자" 문자로는 "盡人事待天命"이기 때문에 치료하다가 불가능한 상황이 되면 그때는 어떤 상황이 날 기다리던 받아들이자 하는 각오를 하고 있었다.

그러던 어느 날 외래진료에서 담당 의사 선생님이 "투석 약 3개월 전 시점에서 투석 시 사용할 혈관 수술을 해서 팔뚝에 관을 심어놔야 한다"며 그때 사용할 팔(왼팔)을 지정해 뒀고 그 팔은 지금까지도 일체 주삿바늘을 허용하지 않고 심지어 혈압도 재지 않고 보호(?)만 하고 있다. 그러면서 "그 수술을 하기 위한 수술 날짜를 잡았으면 좋겠다."고 물어왔다.

갑작스럽기도 한 말에 생각해 보겠노라 일단 시간을 벌어놓고 병원을 나섰지만, 앞이 캄캄했다.

이제 투석을 하지 않으면 안 되는 상황인가?

지금처럼 이렇게 살다가 병원 신세 지지 않고 그냥 죽을 것인가? 수술을 받을 것인가? 여러 가지 복잡한 생각을 하면서 고민 고민하고 있던 차에 이런저런 경로로 소식을 듣고 형제들이 다 모이는 자리가 마련되었다.

외국에 있는 형제들까지 모처럼 즐겁게 모이는 자리이기도 했고 어렵게 모인 자리인데, 어디서부터 얘기를 해야 하나 하는 생각에 머릿속이 복잡했지만 언젠가는 모두 알게 될 일이고, 또 어떤 선택을 하게 되던 이참에 모두에게 병증과 향후 치료, 대응 방법에 대해서 정확하게 이야기는 해두자 싶었다.

아마도 그들 또한 내 병태가 어떤지 알고 싶고 궁금했을 테니까….

그간에 진찰과 치료과정을 자세히 설명하고 현재 상황이 어떤지, 향후 무엇을 어떻게 해야 하는지까지는 설명을 했지만, 그날 어떤 결론이 날 수 있은 일은 아니었다.

어머니 이하 피붙이 형제들이라고 말로는 쉽게 이야기하지만 그들 모두 처자식 등 가족을 이루고 있는 상황이고 보면 쉽게 판단하고 즉석에서 결정할 수 있는 일이 아닌 줄도 알고 있었다.

그렇게 가족회의 모양새를 띤 모임의 결론은 "내(환자) 가정에서 해결할 수 있는 일을 먼저 찾아서 해보고 그렇게 최선을 다했는데도 안 되면 그때는 형제들이 나서서 어떻게든 결정하겠노라."는 이야기로 결론 아닌 결론을 내고 각자 돌아섰다.

쉬운 결정이 아니라는 것도 알고 있었고, 오늘 뭔가 확실한 해결책이 나올 거라고, 나오지 않으면 안 된다고 기대하지는 않았지만 그렇게 시원스레 상황 설명하고 모종의 잠정 결론까지 내고 나니 해결된 것은 하나도 없었지만 마음만은 후련했다.

특별히 기대한 것도 없었고 지금까지 그랬던 것처럼 내 운명 내가 헤쳐나가야지 하는 마음으로 집으로 돌아와서 내 집에서 자연스럽게 나와 아내와 아들 둘을 앉혀 놓고 2차 가족회의를 하게 되었다.

지금 나의 상황을 아이들에게 설명하니 아들들이 나섰다. 큰 아이는 올해 대학에 입학한 1학년생과 작은애는 올해 대입 시험을 앞둔 고3 수험생 연년생 아들들이다.

아버지 입장에서 대학생과 수능을 앞둔 아이에게 그럴 수는 없다는 생각이 들어 식이요법 등으로 일단 버틸 수 있을 때까지 최대한 버텨보고 다음 이야기는 그때 가서 다시 하기로 하고 마치려는 즈음, 이번엔 아내가 나섰다. 자기부터 신장 공여가 가능한지 검사해 보겠다고 용감하게 나선 것이다.

아내는 지금까지 혈액 헌혈과 혈장 헌혈을 포함 50여 회 이상 자진 헌혈을 했던 헌혈왕이었고, 간간이 지역사회 봉사 활동도 나가는 마음씨 착한 아내인 줄은 알았지만, 이런 상황에서 나서는데 고맙기도 했지만 망설임은 여전했다.

아이들을 포함한 우리 가정의 문제이니 아내의 신장 기증이 가능한지를 알아보는 필요한 검사까지는 받아보기로 하고 병원을 찾아 같이 상담하기로 한 것까지가 그날 가족회의 결론이었다.

2. 건강한 신장 기증자가 있는 경우

신장이 망가져 있고 이식수술을 해야 하는 상황까지 간 환자에게 신장을 기증해줄 사람이 있다면 그건 정말 불행 중 행운이고 축복받은 것이다.

기증해줄 사람이 있다고 해서 무조건 가능한 것은 아니지만 있다는 자체만으로도 큰 위안을 받는다.

기증자와 수여자 간 여러 가지 검사를 통하여 적합성 여부 판단을 받아야 한다. 신장병 환자와 기증자는 혈액형 검사를 시작으로 백혈구 조직적합 항원 검사, 임파구 교차반응검사, 일반 신체검사, 복부 컴퓨터 단층촬영 검사(신장혈관 촬영 검사 포함), 위내시경 검사 등

용어가 어려워 다 설명할 수도 없는 다양한 검사를 필요로 한다.

위 검사를 통하여 신장 기증자로서 〈적합성〉이 판명되면 담당 주치의와 이식팀 장기이식 코디네이터, 신장병 환자와 신장 기증자가 함께 수술 가능한 일정을 잡아 한날 동시에 신장이식 수술을 하게 된다.

이 장에서는 수술을 위해 검사하는 내용과 결과에 관한 이야기를 설명하고자 한다. 환자나 기증자로서 전부 다 알 필요는 없지만 관심이 있는 분들은 참고해 읽어주시기 바란다.

1) 입원하면서 시행하는 검사

(1) HLA typing검사(조직 적합 항원검사) - 혈액검사

(2) 임파구 교차검사 - 전신적인 건강 상태를 평가하는 기초검사

(3) 일반 신체검사 - 전신적인 건강 상태를 평가하는 기초검사

① 일반혈액검사

② 일반화학 검사

③ 요 화학 검사

④ 감염질환검사

⑤ 흉부 x-ray

⑥ 심전도검사

(4) CT 복부 촬영 및 위 내시경(기증자)검사

(5) PRA(Panel Reactive Antibody) 검사(이식자)

3. 신장 기증자가 없는 경우 - 뇌사자 장기이식

장기기증을 하겠다고 하는 기증자가 5년 만에 반 토막이 났다고 한다.

장기기증을 기다리는 약 7만여 명의 환자들은 "生과 死"의 막다른 골목에서 매일매일 고통을 견디며 기다리는 상황이지만 뇌사자 기증은 4년 만에 연 500건 아래로 떨어졌고 장기기증을 기다리다 하루에 5명 정도가 목숨을 잃는다고 한다.

이번 이식수술을 통하여 알게 된 이식의 역사는 1954년 미국에서 처음 신장이식을 했다고 한다. 그 후 점차 의학발달과 함께 1979년 강력한 면역억제제의 개발로 이식이 활기를 띠면서 최근에 이르러서는 〈신장이식〉이 말기 신부전증의 보편적인 치료법이 되었다고 한다.

우리나라에서는 1969년 최초로 신장이식이 시행되었고, 2000년 말까지 10,000명 이상의 환자가 신장이식 수술을 받았으며, 현재는 매년 1,000여 명 이상의 신장 질환자가 신장이식 수술을 받고 있다고 한다.

2000년 2월 9일 "장기이식 등에 관한 법률"이 입법화되면서 생체는 물론 뇌사자 장기이식이 활발하게 이루어지게 되었으며, 신장이식을 준비하는 말기 신부전증 환자와 신장이식을 준비하는 그 가족 여러분들에게 이식 수술 전 준비부터 수술, 퇴원 후 관리까지의 과정을 경험을 토대로 자세히 소개하여 조금이나마 도움이 되었으면 하는 바람이다.

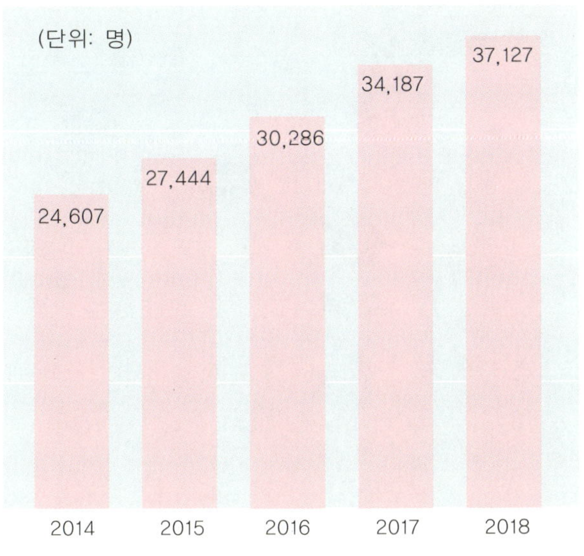

자료출처 : 한국장기조직기증원

| 그림 2-3 | 장기이식 대기자 추이

필자가 수술을 받은 대학병원에서는 1979년 신장이식을 처음 시작한 이래, 이식외과, 신장내과, 소아과, 비뇨기과, 영양과, 면역학검사실, 사회사업과, 장기이식 코디네이터로 장기이식팀을 이루면서 2017년까지 4,200여 차례 이상의 신장이식 수술을 성공적으로 시행한 실적을 가지고 있으니 안심하고 수술을 진행해도 된다고 나를 수술해 줄 담당 의사 선생님이 직접 설명해 주었다.

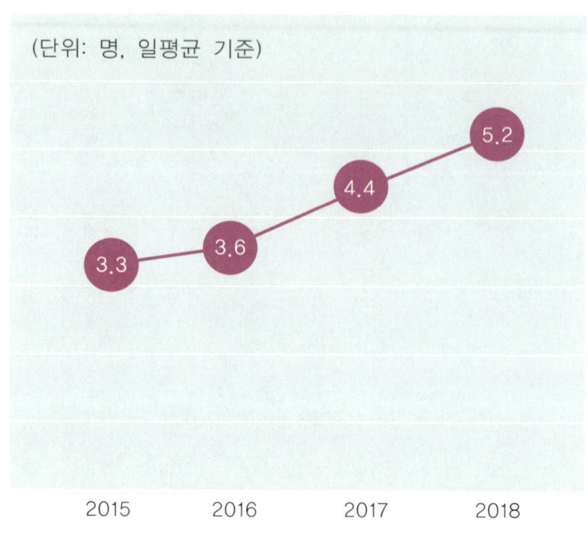

자료출처 : 한국장기조직기증원

❙그림 2-4❙ 이식 대기 중 사망 추이

1) 뇌사자 장기(신장)이식

신장을 기증해줄 기증자가 없는 경우 뇌사자로부터 신장을 공여받아 이식하는 장기이식을 말한다.

말기 신장 질환으로 신장 기능의 회복이 불가능한 환자이면서 투석을 시작한 경우에는 국가가 관리하는 〈질병관리본부 장기이식관리센터〉에 뇌사 장기신장 이식 대기자로 등록할 수 있다.

2) 뇌사자 장기(신장)이식 대상자 선정기준

다음 항목을 점수화하여 질병관리본부 장기이식관리센터에서 공정하게 선정한다.

☞ 대기자의 대기기간, 나이, 과거 이식 여부, 기증자와의 혈액형 동일 여부

☞ 대기자와 기증자의 조직적합 항원의 매칭 정도, 과거 이식 여부 등

3) 뇌사 장기(신장)이식 준비과정

① 신장이식 대기자로 등록한 환자는 등록 후에 정기적으로 이식외과 외래진료를 받으면서 이식순서를 기다려야 한다.
신장 기증자 대기 기간은 대기자는 많고 기증자 수는 적기 때문에 우리나라의 경우 빨라도 5~6년은 기다려야 되며, 늦은 경우 10년 이상을 대기하는 경우도 있다.
따라서, 수술도 장기 계획을 세우고 건강관리를 해야 한다.

② 뇌사자 장기이식 수혜는 뇌사자가 갑자기 상황이 악화하는 〈응급으로 시행되기 때문에〉 기증을 기다리는 대기자는 정기적으로 이식외과에 가서 환자(이식 대기자)의 의학적 상태를 확인받아서 기회가 왔을 때 즉시 수술받을 수 있도록 해야 한다.

③ 뇌사(기증자)자가 뇌사 판정을 받고 장기를 기증하기로 결정하면, 다수의 이식 대기 환자 중 수혜 조건에 따라 수혜자를 선정한다.
이를 위해 전국에 있는 뇌사자 관리기관에 이식 대기 환자의 혈액을 주기적으로 채혈해 보관해야 한다.

주의의 진료

이식외과 / 신장내과 / 소아청소년과

↓

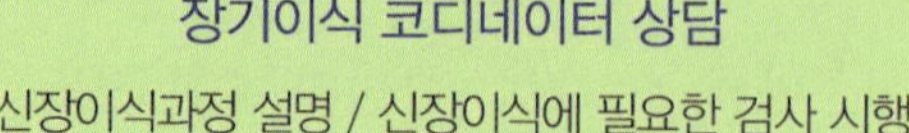

장기이식 코디네이터 상담

신장이식과정 설명 / 신장이식에 필요한 검사 시행

↓

신장이식 대기자 등록

질병관리본부 장기이식관리센터(KONOS)등록
장기이식 대기자 등록비, 혈액 이송비 유료

| 그림 2-5 | **장기이식 대기자 등록절차**

④ 혈액 보관 유효기간은 1년이므로 1년마다 혈액 보관을 위해 병원 채혈해서 수혜의 기회를 놓치지 않도록 각별히 관리해야 한다.

⑤ 환자(이식 대기자)가 신장 수혜자로 선정이 되면, 보관된 환자의 혈액으로 뇌사 장기기증자와의 교차 적합성 혈액검사를 응급으로 시행한다.

응급 혈액검사 결과가 음성이면 장기이식센터에서 이식 대기 환자에게 장기 수혜자 선정 통보를 하게 되며, 이때 명백한 의학적 사유 없이 환자 개인적 사정으로 이식을 거부하거나, 전화를 해도 연락이 닿지 않는 경우 다른 수혜자에게 기회가 넘어가게 된다.
수술 거부 또는 연락 불능의 환자는 신장 수혜자 선정 배점 산정시 회당 0.1점이 감점되어 그만큼 대기 순번이 뒤로 밀린다는 점을 각별히 주의해야 한다.

⑥ 이식을 못 받는 사유가 발생하거나, 연락처가 변경된 경우 반드시 장기이식 코디네이터에게 사전 연락을 하여야 〈수혜자 선정〉 감점의 불이익을 피할 수 있다.

4) 뇌사 장기(신장)이식 수술 과정

① 입원 : 기증자 발생 시 금식 후 입원하여 신장이식 수술 전 준비를 하게 된다.

② 수술 : 수술 시간은 약 5~6시간 소요되며, 수술 후 이식 병동 집중치료실에 입원한다.

③ 회복 : 이후 이식 병동 1~2인실에서 5~6일 동안 회복하게 된다.

- 보관된 혈액으로 시행한 뇌사 장기기증자와의 교차 적합성 혈액검사 결과가 양성인 경우, 기증자의 장기 상태가 나쁜 경우, 이식수술이 취소될 수 있다고 한다.
- 수술 전 정밀검사 포함 전체 입원 기간은 1개월 정도이나, 장기이식 수술만 놓고 볼 때 입원 기간은 17일 정도로 환자의 상태에 따라 달라질 수 있다.

4. 이식수술 승인을 받기 위한 절차

2001년 7월 이후로 장기 등 이식법에 관한 운영규칙의 변경으로 혈연, 비혈연 간의 시행되는 모든 이식수술의 경우 이식자와 기증자가 사회복지사와 상담 절차를 거친 후 보건복지부 산하 국립 장기이식관리기관에 이식에 관한 승인신청을 하고 이식승인을 받아야 한다.

사회복지사와의 상담은 본인의 자발적 의사에 따라 기증을 하는 것인지? 환자의 강요나 모종의 대가에 의한 것인지? 기증자의 건강상태 등 확인하는 절차라고 보면 된다.

1) 사회복지사와 상담시 준비사항

① 혈연관계의 경우 : 이식자, 기증자 각각의 신분증 또는 관계를 확인할 수 있는 서류
예) 주민등록증, 주민등록등본, 가족관계증명서(호적등본), 제적등본 등

② 비 혈연관계의 경우 : 이식자, 기증자, 기증자의 보호자 동반 각각의 신분증

2) 예상 입원 기간

① 신장 이식자 : 수술 전 5~8일 전 입원, 수술 시 15~17일 입원(총 25일 내외 예상)

② 신장 기증자 : 수술 전 3일 입원, 수술 4~5일 입원(총 7~8일 예상)

③ 입원 중 주의사항 : 신 이식자가 입원하는 병동은 감염 예방을 위해 이식인만 입원하게 된다.

신 이식자(환자)는 수술 2일 전부터 면역억제제를 복용하여 전신적인 면역력을 낮춘 상태에서 수술을 받기 때문에 대부분의 병원에서는 수술 후 5일간은 외부인 면회를 할 수 없는 것으로 규정하고 있으나 전화 통화는 가능하다.

① 기증자의 경우 간병인이 필요한 날은 수술 후 당일부터 2일 정도.
② 신장 이식자와 기증자가 입원할 때 이식자는 신장외과, 기증자는 비뇨기과로 각각 다른 병실에 입원하게 된다. 같은 병실 사용 불가.

3) 수술 날짜 정하기

① 기증자에 의한 수술 : 수술하게 되는 각 병원에서 정해진 요일이나 특정일을 상담하여 결정.
② 뇌사 기증에 의한 수술 : 장기를 받게 되는 날짜가 특정되어 있지 않기 때문에 수혜자(환자)에게 예고 없이 연락이 가며, 수혜자는 즉시 수술할 수 있도록 대기하여야 함.

4) 수술 전 의료진과의 면담

신장이식 수술 예정일 이전에 신장 이식자, 기증자, 보호자(가족)를 대상으로 설명해 주며, 수술을 집도하는 주치의로부터 직접 설명을 들을 수 있었다.

집도의는 그림을 통하여 이해하기 쉽게 설명해 주었으며 앞으로 진행될 수술의 상세 내용과 수술 후 관리 방향 등 설명하고 이에 대한 환자 측의 궁금한 점을 문의할 수 있는 시간이었다.

5) 수술 당일

수술은 이식자와 기증자가 각각 다른 수술실 옆방에서 동시에 수술이 진행되며, 수술 시간은 신장 이식자는 약 5~6시간, 기증자는 약 3시간여에 걸쳐 진행되며, 오전이나 오후에 진행된다.

5. 장기이식 대기자 등록

건강한 신장 기증자가 없는 경우는 국가기관인 질병관리본부 장기이식관리센터에 장기이식 대기자로 등록을 해놔야 뇌사 기증자 발생 시 이식 대기자 중에서 이식 대상자를 공정하게 선정하여 순차적으로 수술을 받을 수 있도록 하는 장기 등 이식법이 2000년 2월 9일부터 시행되고 있다고 한다.

사회적으로 건강한 일반 국민이 자발적인 장기기증 운동을 펼치고 있기는 하나, 장기기증 수술에 따라 수반되는 통증이나 일정 기간 일상생활의 제한 등이 있기 때문에 장기기증에 선 듯 나서는 사람이 많지 않은 것이 현실이며, 선의의 장기기증에 대한 보상이나 혜택도 거의 전무하기 때문에 일반인 장기기증은 약간은 있겠지만 사실상 없다고 봐도 좋을 것 같다.

그래서 일반인에게서 신장 기증은 기대하기 어려운 것이 솔직한 현실이다.

따라서, 기증자가 없어서 타인에게 신장을 이식받기를 원하는 분은 복지부 산하 질병관리본부 장기이식관리센터에 장기이식 대기자로 등록하고 나서 뇌사자를 기다리게 된다.

장기이식 대기자 등록은 본인이 수술받고자 하는 병원 또는 원하는 이식의료기관, 등록기관 중 한 군데에다 등록을 할 수 있고, 해당 병원에서 서류 작성이나 필요한 절차를 대신해 도움을 받을 수 있다.

1) 장기이식 대기자 등록을 위한 검사

(1) HLA TYPING(조직적합항원검사)

(2) PRA(Panel Reactive Antibody)검사

(3) 일반신체검사

① 일반혈액검사

② 일반화학 검사

③ 요 화학 검사

④ 감염질환검사

⑤ 흉부 x-rey 촬영

⑥ 심전도검사

⑦ 배뇨성 요도 방광 조영술

⑧ 심장 초음파

⑨ 복부초음파검사

(4) 혈청 검체 채혈

(5) 이식 대기자 등록(장기이식관리센터에 등록)

2) 이식 대기자 등록 후 추후 방문

1년마다 이식외과 외래진료를 방문하여 혈청 검체 채혈과 감염질환, 흉부 x-rey 촬영, 심전도 검사를 하여야 하며 필요시 방광 검사

와 심장 초음파 검사, 복부초음파 검사 등을 할 수 있다.

3) 혈청 검체 채혈과 보관

질병관리본부 장기이식관리센터에서 뇌사자 발생 시, 뇌사 기증자와 신장이식 대기자의 교차 적합성 검사를 위한 혈청 채혈은 최소한 1년마다 하여, 최대 2년까지 보관할 수 있다고 한다.

이 혈청은 전국에 있는 뇌사자 관리기관에 이송하여 보관하게 된다.

4) 이식 대기자 선정기준(뇌사자의 장기를 이식받는 경우)

① 환자가 질병관리본부 장기이식관리센터에 이식 대기자로 등록을 했다는 것은 이식대상자 선정시 언제든지 이식수술을 받을 수 있음에 동의한 것이 된다.

즉, 기증자 또는 뇌사 기증자가 나타날 경우 즉시 이식 수술을 받을 수 있음에 동의한 것이라는 이야기로, 이식 대상자 선정 시 이식 대기자가 뇌사자와의 교차 적합성 결과가 음성(맞는)인 경우 명백한 의학적 사유없이 개인사정, 비용문제, 연락부재 등 여러 사유로 이식이 거부될 때는 건당 0.1점씩 감점이 된다고 앞에서 설명했다.

따라서, 등록된 이식 대기 환자의 개인적 사유로 이식을 받지 못하는 상황인 경우 반드시 미리 전화 등 연락을 해서 불이익(대기 순번이 뒤로 늦춰짐)이 없도록 주의를 기울여야 하며, 선정 시점이 가까워지면 해외나 먼 지방을 여행하거나 하기보다는 언제든지 병원에서 부르면 달려가서 이식수술이 가능하도록 대기하는 것이 모처럼 찾아온 기회를 잡아 치료할 수 있는 절호의 찬스가 된다.

특히, 뇌사 기증자에게 이식받는 경우가 대부분이라 뇌사판정 후 기증하면 뇌사자에게 추출한 장기는 오래 보관할 수 없음으로, 수술하자고 연락이 오면 즉시 병원에 갈 수 있는 준비를 하여야 기회를 얻을 수 있다.
한번 미뤄지면 언제 그런 기회가 다시 올지, 오지 않을지 모를 일이다. 실제 장기 기증을 기다리다 생을 마감하는 경우도 무수히 많다고 하니 주의를 기울여야 한다.
또 하나 자신에게 기회가 왔을 때 환자 본인의 상태가 나빠서 수술을 받지 못할 수도 있기 때문에 약 복용을 지키지 않는다던가 투석을 게을리한다든가 포기하지 말고 항상 건강한 상태를 유지하고 기다려야 한다.

② 이식 대기자의 연락처 변경이나 상황변화시 지체없이 질병관리본부 장기이식관리센터 또는 이식 대기자로 등록된 병원으로 연락해야 함을 잊지 말아야 하며, 이것은 질병관리본부나 병원에서 관리해 주는 것이 아니므로, 모두 본인이 관심을 가지고 철저히 관리해야 최선의 결과를 얻을 수 있다.

6. 신장이식 수술 전 면역학 검사

표 2-2 공여자-환자의 면역학 검사표. 위/환자, 아래/공여자

Case ① Transplant No.4646

	NAME	ABO/RH	HLA A	HLA B	HLA DR	HLA DQ	LCM	VCUG/ANGIO	Hx
GS : pf.허●● URO : pf.한●● Nephro : pf.유●● LURD (부인) ★ 6-antigen MM	김○○ [M/50] 172cm BMI=23.3	B+	2, 31	35, 51	4, 8	4, 8	CDC Neg (18/04/ 04) FXM Neg (18/04/ 04) CDC	VCUG 400 CC Reflux(-)	# 경기도 광명시 # IGRA : Positive # Anti-HBc : Positive # 1996년 9월 Renal bx- IgAN (서울대병원) HD since 2018년 5월 via Perm Cath # PRA Ⅰ : 0% Ⅱ : 0% # BMD : Osteopenia # EGD : Reflux esophagitis, minimal CSG, mild, diffuse Gastric erosion(s), serveral, flat, hematins (+), antrum Duodenal erosion, several, bulb # 심초음파 : 1. Enlarged LA(LAVI : 44ml/m2 by biplane) with normal global LV systolic function (EF : 62%) 2. Relaxation abnormality of LV filling apttern (E/E' : 8) 3. Eccentric LVH # U/S (복부) : The liver is normal in size and echogenicity without focal lesion, Visible GB, bite duct, visible pancreas, and spleen are not remarkable. # Lab : BUN/Cr 69.8/9.25 Na/K/Cl/tCO2 138/6.0/106/15 WBC 5740 Hb g.g Hct 310 Plt 196K # 소변 하루 __cc 봄
	송○○ [F/42] 160cm BMI=25.3	O+	24, 33	55, 61	9, 14	5, 9	(18/05/ 21)	Rt. : 2A 2V Lt. : 3A 2V 측 예정 (입원 후 재결정) →	RK : 2 artery, 2 vein LK : 3 artery, 2 vein (larger one retroaortic vein) No calcified atheroma plaque and no intimal thickening on abdominal aorta and its major branche. Lt. upper lumbar vein is drained to Lt. renal vein. DTPA Renogram GFR : Lt. ml/min, Rt. ml/min Uptake Lt. %, Rt. %

7. 수술을 위한 정밀검사(입원)

다음은 필자가 이식 수술 전 기증하기로 한 아내와 함께 병원에 입원하여 검사받고 수술을 준비한 실제 상황을 매일 매일 일기 형식으로 기록한 내용이다.

신장병으로 치료를 하거나 이식할 환자라면 필자의 경험을 보고 미리미리 준비하는 것도 좋을 것 같아 입원 중 기록한 것을 공유하고자 한다.

신장병을 앓고 있지만 수술까지 가기 싫은 환자는 이 글을 보고 자극을 받아 치료와 관리를 철저히 할 수 있기를 바란다.

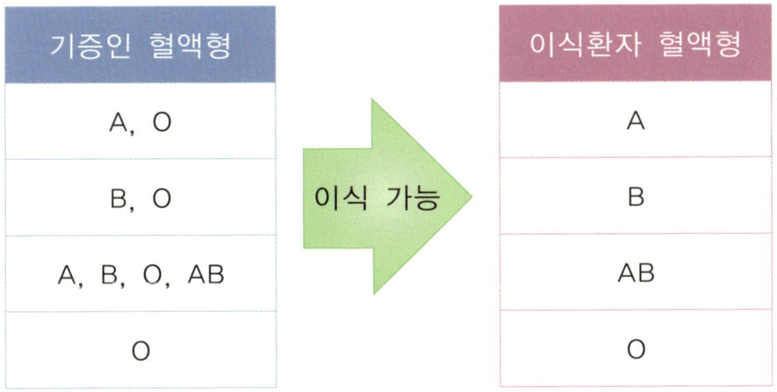

기증인 혈액형		이식환자 혈액형
A, O	이식 가능 →	A
B, O		B
A, B, O, AB		AB
O		O

자료출처 : 한국장기조직기증원

그림 2-6 장기이식 가능 혈액형

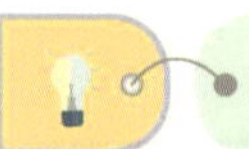

20180508(화) (검사 입원 1일 차) 신촌S병원

검사항목 채혈, 소변검사, X-Ray

구분	男기준 정상치	201502	201604	201702	201802	20180508
cr(크레아틴)〈남〉	0.68~1.19 mg/dl	2.57	3.20	3.90	6.84	11.62
BUN	8.5~22 mg/dl	46.6	45.4	55.9	70.8	115.1
K(칼륨)	3.9~5.5 mmol/l	4.9	5.5	5.1	5.8	5.5
기타		외래	외래	외래	입원	투석권유

*위 표는 과거 신장질환 투병 중 혈액검사 결과로 병증 진행 추이를 나타냄.

오늘은 2018년 5월 8일 어버이날로 홀어머니가 간절히 생각나는 날이다.

어머니는 내 병증에 대해 자세히는 잘 모르시겠지만 아프다는 사실, 이식수술이 필요하다는 사실은 알고 계신 듯하다.

어느 날 갑자기 어머니는 "많이 아프냐? 내 것 떼가라."던 말씀이 생각난다. 당신이 할 수 있는 것이라면 수술하겠다고 말씀하셨던, 자식으로서 가슴 아픈 기억이 떠오른다.

다행인지 불행인지 나이 70세가 넘으면 장기를 공여할 수 없다는 게 우리나라 법이란다.

오늘부터 공여 가능 여부를 확인하기 위하여 아내와 같이 입원해서 면역학 검사 등 이식수술에 필요한 사전 검사를 하기로 하고 입원 수속을 했다.

오늘 여기가 내 인생에 있어 최대의 고비라는 생각이 들었다. 과거 수년간 신장 수치(cr)가 2.0~3.0대를 유지했었지만, 어느새 cr 4.00을 넘어 현재 cr 11.00대까지 치솟았고, 칼륨 수치는 6.0대에 가까이 치솟아 심장마비가 우려되는 지극히 위험한 수준까지 악화되었다.

신장 수치(cr)가 11점대라는 것은 계산상 나의 신장기능이 10% 전후 남아 있는 상태라고 한다.

특히, 칼륨(K) 수치가 6점대에 이르면 심장이 갑자기 멎을 수 있는(心정지) 아주 위험한 상태라고 의사는 충고했다. 앞으로 생존을 위해서는 3가지 방법이 있다고 한다.

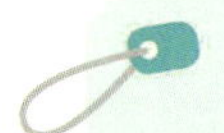

〈말기 신장병 치료를 위해 선택할 수 있는 방법〉

〈첫째〉 신장이식

최상의 방법으로 타인의 신장을 이식받아서 사는 방법인데, 그것은 나에게 신장을 기증해 줄 기증자가 있어야 가능하다. 기증자가 없다면 뇌사자 등 수혜를 받는 방법이 있으나 대기 기간을 알 수 없고 뇌사자와 이식조건이 맞아야 가능하다.

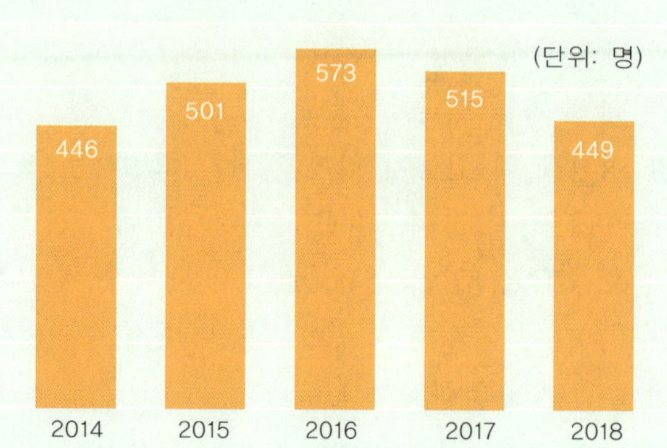

자료출처 : 국립장기이식관리센터, 「장기기증 및 이식 통계연보」

| 그림 2-7 | 뇌사자 장기기증 추이

〈둘째〉 혈액투석, 복막투석

복막이나 팔뚝의 혈관에 관을 연결해 생을 마감하는 날까지 투석하며 연명하는 방법으로, 이 방법은 보통 10여 년쯤 연장이 가능하나 투석을 오래 하다 보면 다른 장기의 기능도 망가지게 되어 영원한 방법은 아니라고 생각된다.
결국 타인의 신장을 이식받아야만 살 수 있다.
더 자세한 설명은 뒷장의 수술 전 준비에서 볼 수 있다.

〈셋째〉 운명을 받아들임

주삿바늘도 메스도 거부하고 살다가 신장기능이 다하면 생을 마감하는 방법이다.
몸에 주삿바늘을 꼽기 시작하면 그때부터 투석에 대한 부담과 자신이 병원치료가 필요한 환자라는 정신적 충격을 견디지 못하는 사람도 간간이 있는 모양이다.

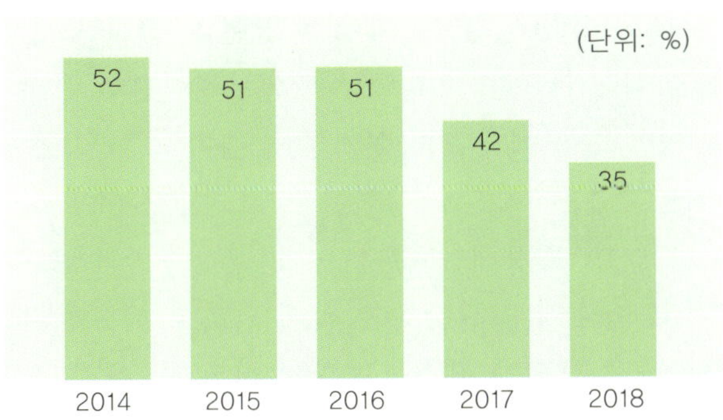

자료출처 : 국립장기이식관리센터, 「장기기증 및 이식 통계연보」

❙그림 2-8❙ 환자 가족의 기증 동의율

기증자의 수혜를 받지 못하는 대다수의 환자가 선택하는 가장 보편적인 방법으로 현재로선 혈액투석을 할 수밖에 없다. 지금도 투석 전문병원에 가보면 새벽부터 오후까지 신장병 투석환자로 문전성시를 이룬다.

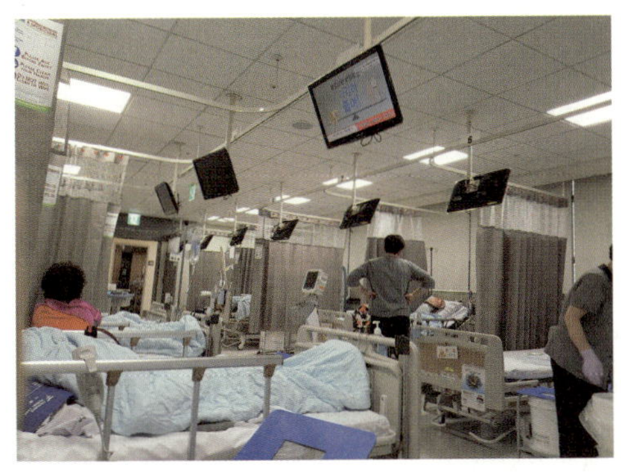

❙그림 2-9❙ 혈액투석실

나는 다행히도 천사 같은 아내가 망설임 없이 기증해 주었다. 나는 "B형", 아내는 "O형"으로 서로 혈액형이 다른 케이스이지만 O형은 누구에게나 공여가 가능하다고 하니 정말 불행 중 다행이었다. 주위에선 천생연분이라느니, 전생에 나라를 구했다느니 떠들며 위로해 주었다.

나 살자고 아내에게 신장을 이식해 달라고 강요하지 않았지만 남편의 향후 생활을 생각하면 측은하고 또 우리 가정 전체가 불행해지는 상황을 생각하면 신장 공여를 통해서 아이들과 같이 살 수 있는 길을 선택해 주고, 새로운 길을 열어준 아내에게 백 번이고 천 번이고 고맙고 감사하다는 말을 전한다.

이식 수술을 위해선 신체 각 장기나 조직별 정상 유무를 검사해야 하고 그 준비를 위해서 오늘 나는 아내와 같이 이식할 병원에 입원했다.

신장 이식이 꼭 필요한 환자와 기증자 간 면역학 검사를 비롯해, 심전도, 위내시경, 비뇨기 검사에 신장병과 무슨 상관이 있을까 싶은 치과에 이르기까지 신체 전체에 대한 정밀검사(협진)를 진행해서 각각의 협진의가 이식 수술해도 좋다고 동의를 해 줘야 수술이 가능하다고 한다.

여기에 각 협진의로부터 단 한 가지라도 불가 판정을 받는다면 수술은 불가능하게 되며 불가판정을 받은 부분에 대하여 치료를 통해 정상화시켜 이상 없음이 확인되어야 수술이 가능하다고 한다.

아내가 이런 어려운 결정을 하고 검사를 하겠다고 와 있으니 든든하고 감사할 따름이다.

그리고 혈액형이 다른 대학교 1학년 아들과 혈액형 같은 고3

아들은 수험에 바쁜 나날을 보내고 있음에도 자기가 공여하겠다고 하는 말에 눈물이 난다.

그러나 곰곰이 생각해 보면 지금도 "100세 인생"을 이야기하며 살고 있는데, 아마도 우리 아이들은 "120세 인생 아니 150세 시대"가 될 것이 자명하다.

그렇게 계산하면 앞으로도 100년을 더 살아야 하는 이 아이들에게 신장을 공여받기란 부모 입장에서 죽기보다 더 싫은 선택으로 지금 내 입장, 부모 된 입장에서 거절할 수밖에 없었다.

진심을 말하자면 공여를 받아서 건강하게 같이 잘 살자고 하고 싶지만 다른 방법을 더 찾아보고 그때 가서도 어쩔 수 없는 상황이고, 그때까지 아들이 같은 마음이면 그때는 진지하게 생각해 보자 하는 마음이었다.

지금은 군대 가 있는 아들과 대학에 재학 중인 아들들에게 지면을 빌어 정말 고맙고 사랑한다는 말을 전한다.

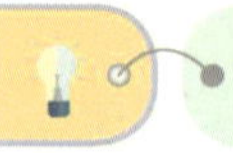

20180509(수) (검사 입원 2일 차)

검사항목 채혈, 소변, 심장초음파, 카테터(삽관)삽입. 투석(2시간), X레이(허리, 머리, 코)

구분	男기준 정상치	20180508	20180509	
cr(크레아틴)	0.68 ~ 1.19mg/dl	11.62	11.58	
BUN	8.5 ~ 22mg/dl	115.1	114.6	
K(칼륨)	3.9 ~ 5.5mmol/l	5.5	5.2	
기타		입원	입원 중	

*위 표는 혈액검사를 통한 현재의 신장상태를 나타냄.

오늘은 정말 긴 하루가 될 것 같다.

우선 수술실이라고 하는 곳은 TV 드라마에서나 봤지 한 번도 가본 적도 구경조차도 해 본적 없는 나에게는 무척 낯설고 무서운 이미지만 남아 있다.

지금 나는 목에 관을 삽입하는 카테터 수술을 하기 위해 침대에 실려 수술실로 가고 있다.

수술할 오른쪽 가슴 윗부분을 넓게 2~3회에 걸쳐 소독에 소독하고 국부 마취를 한 후 쇄골 아래 5cm 부위에 구멍을 내고 관을 삽입한 후 쇄골 쪽으로 밀고 올라가 관은 쇄골을 타고 넘어 다시 심장 쪽으로 내려가 대동맥을 뚫어 연결하는 수술이다.

신장 공여를 받기로 한 나의 신장 수치(cr크레아틴)가 11.00대까지 치솟아 투석치료를 병행하면서 수술 전까지 검사해야 한다는 설명이 있었다.

투석하기 위해서는 혈관에 인조관을 삽입해야 하는데 3가지 방법이 있다고 한다.

1) 혈액투석이란?

장기간 투석을 위해서는 팔의 혈관에 인조혈관을 삽입하여 혈관과 혈관을 서로 연결하는 수술인데 이 수술을 하고 실제 투석에 쓸 수 있는 상태까지 안착시키는데 약 2~3달이 걸린다고 한다.

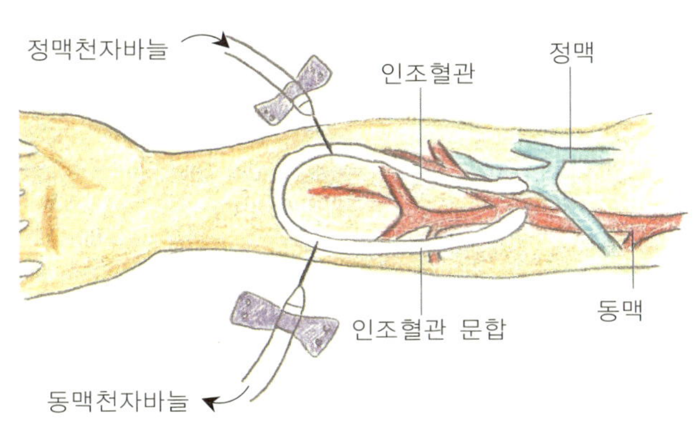

| 그림 2-10 | 팔뚝 관 삽입

즉, 투석예정일 2개월 전에 관 삽입 수술을 해 두어야 한다는 설명이다.

혈족(부모, 형제자매) 등 기증자를 못 찾아 장기간 뇌사자 수혜를 기다려야 하는 경우 이런 준비를 해야 한다.

2) 복막투석이란?

배에다가 관을 삽입하고 혈관을 연결하여 투석 하는 방법인데, 복막투석은 투석 시간이 길고 관을 연결한 후 매일 소독에 소독을 철저히 해야 하는 등 감염관리도 매우 번거롭고 까다롭다고 한다.

일주일 3번, 4시간씩 병원에 가기 어려운 환경에 있는 학생들이나 그런 환자들이 이런 방법을 선택한다.

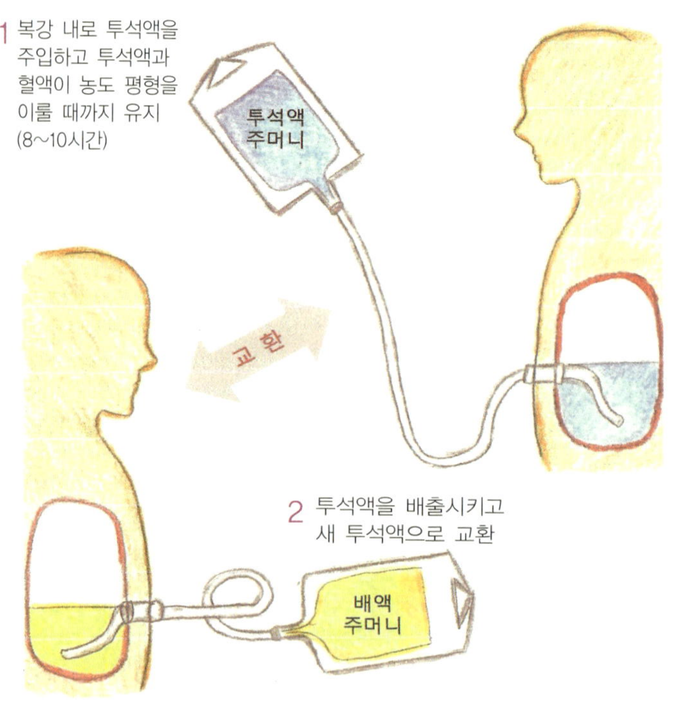

그림 2-11 복막투석 모식도

3) 목관(카테터) 삽입

목에 관을 삽입하여 심장 윗부분 혈관에 연결하는 방법인데 병원에선 이를 〈카테터 수술〉이라고 한다.

목으로 관을 넣어 연결하는 가데터의 경우 그 관을 사용할 수 있는 수명은 대략 6개월에서 길어야 1년 정도라고 한다.

아내의 신장을 공여받아 이식수술 할 환자인 나는 목관 즉, 카테터를 삽입하기로 했다. 투석 기간을 짧게 할 계획이기 때문이다.

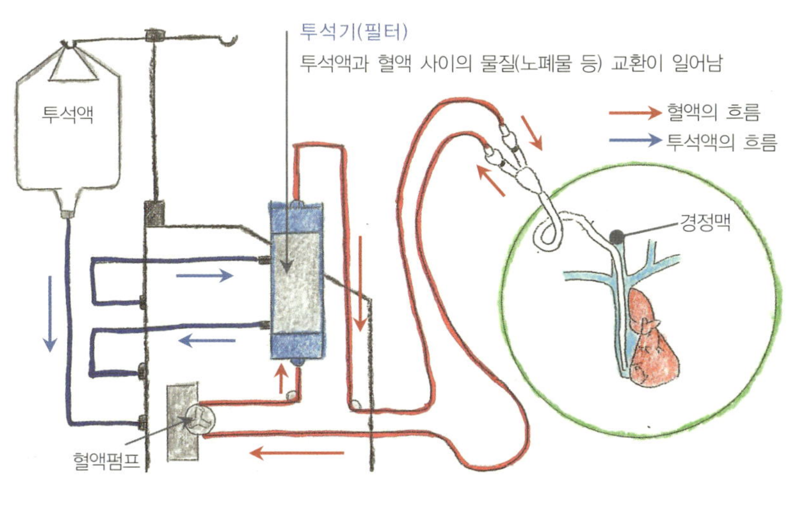

| 그림 2-12 | 목관(카테터) 투석

가슴 윗부분의 피부에 구멍을 내어 관을 넣고 그 관이 쇄골을 타고 넘어 다시 아래쪽 심장 방향의 동맥을 꿰뚫어 혈관에 연결한다는 설명을 들으니 상상만 해도 등골이 오싹해졌다.

얼마나 많이 아플까 걱정도 되고, 심장 옆 동맥을 잘 못 건드리기라도 하는 날엔 그대로 가는 것은 아닌가 하는 무서운 생각이 먼저 머리를 스쳤다.

50 인생을 살았지만 내 인생 일대에 최고의 결정을 해야 하는 상황이 눈앞에 놓여 있지만 이제 선택의 여지도 없어졌다. 솔직히 다른 길 만 있다면 이대로 도망치고 싶은 생각으로 머리가 점점 더 무거워졌다.

한편으로는 인체에서도 제일 중요하며 재생이 불가능하다는 장기인 신장을 공여하겠다고 아들들이 나서고 아내가 나서고 모두가 나 하나 살려보겠다고 나서 십시일반 수술비를 보태고 있는 이 상황에서 이런 약한 생각을 하는 자신의 모습에 무척 실망스러웠다.

그런 내가 한심한 생각도 들지만 무서운 건 무서운 것이니 어쩌겠는가.

이 상황에 처한 어떤 환자도 나 같이 공포스런 상상을 하면서 이식을 준비했겠지? 그들도 이 절박한 상황을 다 견뎌 냈으리라 위안하면서 나를 믿고 의지하는 아내와 자식들 보기에 부끄럽지 않게 당당하고 용감하게 받아들이고 감내하고 이겨내야 한다고 굳게 마음 먹었다. 죽는 것보다 더 무서운 일이 또 무엇이 있으랴 생각하면서 힘든 여정이지만 이것도 인생이다.

인생 살다 보면 누구나 한 번쯤은 이런 험한 곳에 오게 된다. 어쩜 난 지금까지 건강상으로는 너무 굴곡 없이 평탄하게 병원 신세 한 번 안 지고 불편함 없이 잘 살아왔음에 감사하고 앞으로 나에게 벌어지는 고난의 시간을 참고 또 견디며 이겨내자고 굳게 다짐했다.

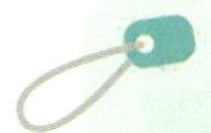

〈카테터 수술 상황〉

그 관은 경정맥 혈관에 작은 구멍을 내 관을 연결하는 수술로 관의 길이는 약 30cm가 되나 관의 3/4 정도가 몸속을 뚫고 들어가는 수술이다.

지금까지 나는 사람 몸에 구멍이 나면 다 죽는 줄 알았는데 생각하고 있을 즈음,

이제 본격적으로 수술이 시작된다.

부분마취를 3개소 정도 바늘이 들어갈 때 수술의는 "따끔합니다" 하면서 시작됐다. 마취를 했다고는 하지만 가슴위 5cm 부위에서 쇄골까지 피부 밑으로 관을 관통시킬 때 수술의는 "좀 불편합니다." 하면서 사정없이 힘으로 밀어올리자 "뿌욱 뿌욱" 관이 피부 밑 살을 스치는 소리가 몸으로 느껴져 귀에 들려오는 듯했다.

그 수술이 아팠다기보다는 상상 속에 뿌욱~ 하면서 피부밑을 고무관이 지나가는 마찰음이 느껴져 조금 공포스러웠다고 해야 적당한 표현일 것 같다. 국소 마취를 했기 때문에 그렇게 아픈진 않고 참을만 했지만, 상상 속에서 느껴지는 공포가 살짝 있었다.

그 다음 쇄골 위 얇은 막을 뚫어 목으로 관을 넘겨 경동맥에 연결할 때도 긴장이 된다. 그러나 바로 턱 아래에서 일어나는 일이라 눈으로 볼 수 없었고 통증이나 느낌도 별로 없었다.

그렇게 내 몸을 짓누르고 밀면서 씨름을 하더니 10분이나 지났을까 "다 됐습니다" 하는 의사의 목소리가 무척 반가웠다. "무사히 끝났구나" 안도의 반가움이었다.

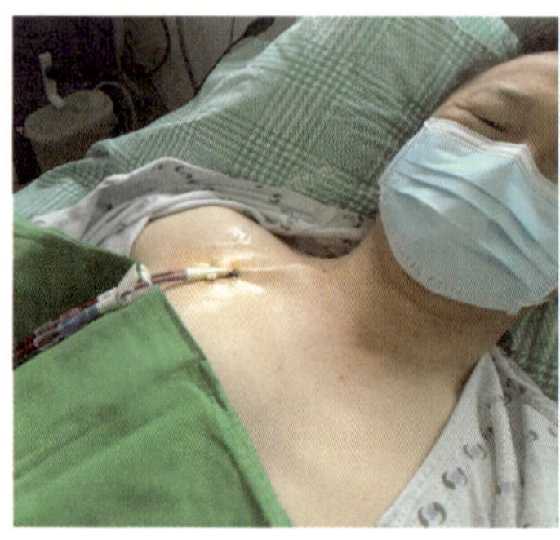
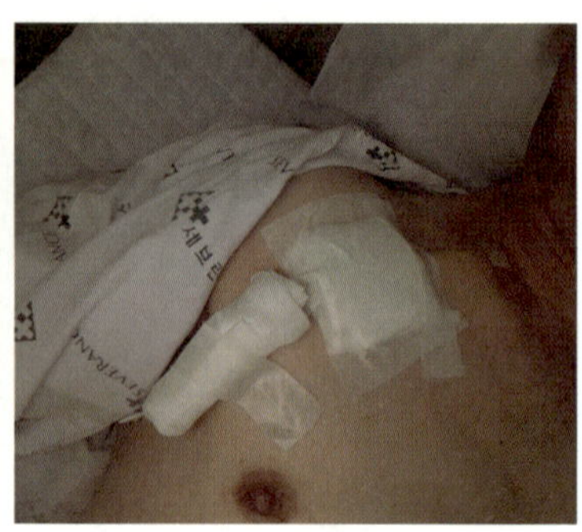

| 그림 2-13 | 목관(카테터) 삽입

수술부위에 출혈이 발생했으니 손으로 약 30분간 누르고 있어야 한다며 인턴의가 옆에서 한참을 눌러 지혈을 하더니 수술부위에 모래주머니를 올려놓고 병실로 이송해 줬다.

병실에서도 가슴 윗 쪽 수술부위에 모래주머니를 얹어 놓고 약 1시간여를 더 지혈했다. 해보니 별것도 아닌 것 같은데 쫄아서 하라는 대로 침대에 누워 1시간 이상을 지루하게 지혈하고 있는데, 이번에 투석을 해야 한다며 투석실로 데리고 갔다.

4) 최초의 혈액투석 실제 상황

"이게 말로만 듣던 그 투석인가?" 투석실은 어떤 곳일까 상상하며 이동했다. 투석실에 들어서니 먼저 몸무게를 측정하라고 한다.

그리고 투석기계가 설치되어 있는 침대를 배정받아 아까 몸속에 설치한 카테터 호스를 기계 호스에 연결하고 기계를 돌릴 모양이다.

관 삽입을 한지 얼마 안 돼 불편하고 쇄골과 관이 맞닿아 있는 부분이 약간 쓰라린 느낌도 들고 몸 밖으로 나와 있는 관을 건드릴 때마다 잡아 댕기는 듯 쓰라렸다.

의사가 와서 카테터 호스와 기계 연결관을 연결하는데 아프고 신경이 쓰인다. "아파… 아야~" 하면서 통증을 호소했더니 그 사람 하는 말 "그러면 보호자 부릅니다."라는 둥, 일순 나는 "이 자식이 아프다는 말도 못 하냐!" "보호자를 부르면 뭐가 달라지냐?" 그런 화가 올라왔다.

막 카테터를 삽입했고 바깥으로 노출된 호스가 옷깃에 살짝 스치기만 해도 신경 쓰이고 쓰라린데 그 불친절함에 하마터면 욕이 나올 뻔했지만 환자의 처지이니 나는 입까지 올라온 화를 목구멍으로 삼켰다. 그렇게 첫날 투석은 2시간으로 진행됐다. 아마도 의사 선생님이 첫 번째 투석이다 보니 지루할 것이고 견디기 어려웠을 거라 짧게 2시간으로 배려한 듯하다. 2회 차에는 3시간, 3회 차에는 4시간을 하겠다고 했다.

그 2시간은 정말 지루한 시간이었다. 다행히 투석 침대에 누워있으니 천정에 달아놓은 TV가 있어 큰 도움이 되었다.

투석실이라는 낯선 환경이다 보니 잠도 잘 오지 않았지만 TV에서 야구나 영화를 골라 볼 수 있어서 채널을 이리저리 돌리면서 연신 몇 분 남았는지를 간호사들에게 물어보면서 투석을 받았다.

그렇게 2시간이 다할 무렵 스마트폰에 전화가 걸려왔다.

다름 아닌 신장공여를 하기로 한 아내의 오빠이자 나의 처남이었다. 순간 뭔가 몰래하다가 들킨 것 같은 초조한 마음도 생겼고, 이 상황을 미리 직접 만나서 이야기해 줄 걸 하는 아쉬움도 들었다.

걱정하는 마음에 전화를 했겠지만 그 전화를 받으면 지금 이 상황을 어떻게 설명해야 하나. 그리고 처가에 미안한 마음이 들어 순간 그 전화를 받을까 말까 망설여야 했다.

물론 아내가 처가 식구들에게 미리 상세히 설명은 했겠지만 나는 장모님께만 찾아가 말씀드리고 다른 형제들에게는 이야기하지 않았었다는 것이 떠올랐다. 순간 왠지 모를 울컥하는 마음이 가슴까지 벅차오른다. 내가 왜 여기 있나? 어쩌다가 여기까지 오게 됐지?

누구보다도 건강하게 살아왔고, 운동이라면 4대강 자전거 라이딩을 비롯해 등산에, 한 달에 서너 번 골프에, 주말에는 지인들과 배구 동호회도 가고, 가끔 조깅도 하면서 건강미 넘치게 살아왔는데~~ 생각하니 이 상황이 화도 나고 앞으로 나에게 벌어질 일과 그 후 생활을 생각하니 끝없는 걱정과 여러 가지 복잡한 생각들이 스치면서 갑작스럽게 서글퍼졌다. 그리고 나도 모르게 뜨거운 눈물이 쏟아졌다.

평소에 울 일이 거의 없었는데 오늘따라 왜 이렇게 서글픈지, 나의 불찰이고 나의 운명이라 생각하지만 "왜 하필 나에게"라는 억울함도 배어 있었다. 소리는 내지 않았지만 눈물은 하염없이 펑펑 쏟아졌다.

여기까지 살아오면서 좋은 일은 못하더라도 남에게 민폐는 끼치지 말고 살자고 굳게 마음먹고 살아왔는데 아내에게 신장을 이식받아야 사는 운명으로 내 처지가 바뀐 것이 서글펐다.

투석실을 나설 때까지 눈물은 마르지 않았고 한편으로는 이참에 실컷 울어버리자 싶었다. 그저 기막힐 따름이다. 앞으로 금주는 물론 복약 등 절제되고 규칙적인 생활로 정해진 길을 가야 하는 운명이 되었고 주위 사람들에게 못 할 일 시키고 있다는 자괴감도 들었다.

이제 어쩔 수 없으니 이렇게라도 살아보자. 나를 살리려고 아내, 가족, 의사, 간호사, 친지, 친구 등 많은 사람이 응원하고 있지 않은가? 나보다 사정이 더 딱한 앙상한 환자들도 여기서 많이 보지 않았는가? 마음 굳게 먹고 똑바로 가보자. 죽을 운명이면 갈래 길이 또 나오겠지. 그때까지 정중앙으로 곧장 가보자 생각하면서 하루를 마감한다.

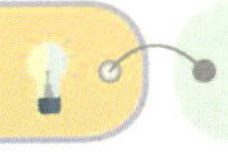

20180510(목) (검사 입원 3일 차)

검사항목 혈액검사, X레이, 신장초음파, 방광역류검사, 투석3h, 금식

오늘도 아침부터 바쁜 하루가 시작된다. 새벽 4시부터 채혈한다고 깨우고, 혈압 재고 금식이란다. 신장 초음파 하는데 왜 금식? 방광 검사하는데 금식이 필요한가? 하는 의문이 들었지만 여긴 병원이고 하라는 대로 하는 게 신상에 좋고 정신건강에도 좋을 것 같아 군말 없이 따라다니기로 했다.

입원기간동안 스케줄은 금요일까지 검사하고 토요일에 퇴원하란다. 스케줄 설명해줄 때마다 말이 조금씩 다르다고 느껴졌지만 당일 검사 결과에 따른 처방이라 생각하고 오늘도 하루 힘내보자.

특히 오늘은 방광 역류 검사로 요로에 관을 삽입해서 방관까지 연결(일명 소변줄)한다니 이건 거의 고문인데 싶은 생각이 든다. 생각만 해도 힘들 것 같다. 그러나 이 또한 지나가리라. 잘 참아보자 다짐을 했지만 막상 소변줄 삽입한다고 의사가 병실로 찾아왔을 땐 긴장감이 배가 되었다. 장비를 준비하고 소변 줄을 삽입하는 순간 "아~ 아~" 신음소리와 2만 볼트 고압 전기에 감전된 듯 찌릿한 통증에 신음같은 비명이 절로 나왔다.

최고 고통스러운 순간은 요로를 통해 방광 입구를 뚫고 들어가는 순간 고압전기가 온몸을 휘감는 느낌이다. 다행히도 일순간에 끝이 났고, 끝나고 나니 후련했지만 다시 상상하고 싶지 않은 경험이었다.

초음파까지 순조롭게 잘했는데 점심이 나왔다. 먹으라는 건지? 먹지 말라고 했는데? 간호사 지시도 이랬다저랬다 한다. 여러 환자 본다고 정신없겠지만 어떤 환자에겐 다른 약도 줬다가 회수하고 "헉!

놀랍다" 밥을 줄 때나 약을 줄 때나 일일이 환자 이름을 물어보고 확인하는 절차를 잘 지키고는 있겠지만 약을 받을 때 환자 쪽에서도 한 번 더 일일이 확인하는 게 좋을 것 같다. 수술 때까지 있으랬다 다시 퇴원하랬다 한다. 검사 결과가 좋아 추가치료나 검사 필요 없이 퇴원해도 된다는 쪽으로 좋게 해석하자고 생각했다.

소변줄을 넣었으니 방광 역류 검사를 할 차례.

방광 역류 검사는 소변줄을 넣고 방광 내 소변을 완전히 비운 다음 소변줄을 통해서 X-Rey 상에 보이는 액체를 수액 맞듯이 천천히 방광으로 주입한다. 방광에 주입할 액체는 눈으로 봤을 때 500mL짜리 수액 주머니로 확인이 된다. 어느 정도 액체가 들어가면 소변이 마려운지를 알려 달라고 했다. 약 200mL쯤 들어가니 소변기가 왔다. "소변이 찬 느낌이 옵니다"하고 알려줬더니 이제는 소변이 얼마쯤 되면 못 참겠는지 알려 달란다. 계속해서 액체는 소변줄을 타고 방광으로 들어갔다. 아마도 내 방광의 수용량을 체크하고 싶은가 보다.

약 400mL쯤 들어가니 이제는 화장실을 가고 싶어졌다. "이제 화장실 가야겠는데요" 하니 알았다고 한다.

이번엔 침대에 누워 소변용 기저귀를 찬 채로 소변을 보란다. 누워서 소변본 기억은 아마도 1~5살 때가 마지막이었던 것 같은데...

검사라고 하니 소변을 보긴 봐야겠는데 도무지 소변이 나올 기미가 없다.

자세를 바꿔서 침대를 세워주면서 의료용 기저귀에 소변을 봐 보라고 한다. 한참을 시도해도 안 나오는데 아마도 보는 사람도 있고 변기가 아닌 기저귀에 보려니 나오려고 하다가도 들어가는 것 같다. 하는 수 없이 일단 화장실에 가서 변기에 오줌을 누다가 나오기 시작하면 다시 제자리로 돌아가 소변을 보도록 하자고 했다.

희한하네. 변기에서는 잘 나오는데 검사실에서는 도무지 나오질 않는다. X-Rey로 소변이 나오는 상황을 찍는 기사는 방광에 문이 열리려 하는 것까지 다 보이나 보다. "열립니다, 열립니다"를 하면서 응원을 해 준다. 가까스로 기저귀에 소변을 조금 봤다. 아마도 방광의 수문? 개폐기가 정상적으로 잘 작동하는지를 보고 싶은 모양이다. 이 모든 것들은 영상으로 찍어서 수술에 참고하려나 보다.

어렵지 않은 검사이면서도 소변보기 어려운 검사를 했다.

병원에 입원하기 전 2명의 친구한테만 알렸는데 퇴원하면 수술 전 가까운 친구들과 병문안 오겠단다. 말은 고맙지만 솔직히 위로받고 싶지 않았다. 내 생각엔 그저 어설픈 위로 수준일 거라 생각하고 오지 말라고, 소문내지도 말라고 모두 사양했었다. 그들에게 약한 모습 보이지 않고 건강한 그때처럼 대등해지고 싶은 생각이었던 것 같다. 어떤 친구는 약간의 치료비라도 보태겠단다. 니들이 왜? 내가 측은해 보이나 보다. 너무 거절하면 사람들이 나를 어려워할까?

그러고 싶진 않지만 나로 인해 좋은 일도 아니고 걱정스러운 일로 민폐라 생각이 앞섰던 것 같다. 이런 일들은 사람 귀찮게 하는 일이라는 것이 지금까지 나의 고정관념일 것이다.

때로는 위로받고 귀찮게 해도 될 만큼, 그렇게 해도 욕 안 먹을 정도로 살아왔다는 생각이 들지만, 하여튼 사람 성가시게 하는 건 내 성미엔 별로다. 낼은 오후에 외부 회의 참석해야 하는데. 외출이 가능할까 하는 생각도 하면서...

여기 와서 느끼는 거지만 간호사들이 참 대단하다. 교대근무라고는 하지만 어떤 날은 날 꼴딱 새고 새벽부터 불편한 환자들 돌보고 때론 싫은 소리 들어가며 묵묵히 자기 일을 해나가는 걸 보면 우리 젊은 친구들도 살아있네~ 싶은 생각이 들었다.

이쁜 백의(白衣)의 천사 간호사 선생님 고생 많아요~~

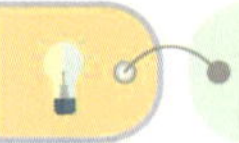

20180511(금) (검사 입원 4일 차)

검사항목 X-Rey, 위내시경, 종합치과, 이비인후과, 금식

오늘은 혈액검사가 없단다.

입원한 지 며칠이 되지 않았는데도 매일 새벽 4시 채혈 때문에 노이로제 걸릴 지경이었다.

많이 아픈 것은 아니지만 매일 아침 따끔따끔 기분 나쁜 통증은 생각만 해도 몸서리쳐진다. 이식수술을 받기 위해선 머리끝부터 발끝까지 검사한단다. 치아에 발치가 필요하면 먼저 발치를 하고 스케일링이 필요하면 스케일링하고 출혈이 발생할 요소를 사전에 점검해서 이식 후에 출혈에 따른 감염을 예방하기 위함이라고 한다.

철저히 준비하는 것 같다. 다만 검사항목이 때론 즉흥적인 것처럼 계획에 없다가도 때때로 툭툭 튀어나오는 느낌은 좀 싫었다.

오늘은 투석도 없다. 채혈도 없고 투석도 없으니 그야말로 며칠 만에 자유를 얻은 것 같은 느낌이었다. 그러면서 금식을 하라고 하더니 오늘은 위내시경을 한단다.

위내시경을 위해서 링거를 꽂고 수면으로 진행한단다. 내시경 경험이 있는 나는 굳이 수면 내시경을 안 해도 되는데 싫었다. 대장 내시경 때도 위내시경 때도 수면 안 해도 견딜만했는데 굳이 일방적으로 수면 내시경을 한다고 하는 걸까? 내가 수면 내시경을 기피하는 이유는 수면제가 들어가기 때문이었다.

수면 내시경을 위해 링거를 꽂고 이동직원이 안내하는 휠체어를 타고 내시경 검사실로 갔다. 입원환자들은 걸을 수 있는 데도 침대나 휠체어를 태워 이송 직원이 이송해 준다. 환자 입장에서는 이동도 어렵고 검사실 찾아다니는 것도 불편한 일인데 일일이 데려다주니 편리하고 고마울 따름이다.

내시경 검사실에 도착해서 침대에 옆으로 누웠다 싶은데 그 후 기억이 없다.

얼마가 지났을까 “끝났습니다~” 하는 검사 선생님의 목소리를 듣고 깨어났다. 얼마나 잠들어 있었는지 전혀 기억이 없다.

내시경 검사 결과를 물어볼 틈도 없이 “끝났다”는 소리에 침대에서 내려와서 휠체어에 앉았다. 결과는 별 이상이 없다면서 자세한 건 주치의 선생에게 들어 보란다.

이것이 협진이라는 건가? 예상되는 제 문제점들을 사전에 체크해서 수술했을 때 부작용이나 문제점 요소를 사전에 전부 발굴하고자 하는 일일 것이다. 정말 간단하지 않다는 생각이 들었다.

다시 치과 협진이다. 치아 X-Rey 찍고 한참을 기다려서 협진의를 만날 수 있었다.

치아 상태를 살펴보며 치아를 치료했거나 썩은 이가 있는지, 틀니나 임플란트를 한 치아가 있는지 문진을 했다. 없다고 했더니 치석 치료를 해야겠다고 한다. 수술 전에 간단하게 치석을 긁어내자고 했다.

한편, 투석 후 피부 색깔이 조금씩 나아지는 것 같다. 종아리에 동전 크기의 반점이 나 있던 부분도 조금씩 없어지고 있었다. 그런데 손발 가락들이 서로 자석처럼 들러붙는 쥐나는 현상이 가끔 일어난다. 몸속에 전해질 밸런스가 안 맞는 것일까? 내일 의사에게 물어봐야겠다. 이런 때는 칼슘 처방을 받은 것 같은데….

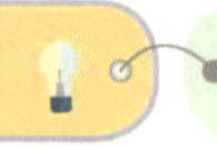

20180512(토) 입원 5일차

검사항목 **채혈, X-Rey, 투석 3회차 4시간**

오늘은 사전검사를 모두 마치고 일단 퇴원하는 날.

수술예정일은 5월 23일(수) 그때까지 입원해 있어도 딱히 할 일이 없으니 일단 퇴원했다가 20일에 다시 입원하기로 했다.

퇴원하고 나면 집 근처의 신장투석병원에 예약을 잡아서 다음 주부터 1주일 3회 투석을 하라면서 집 근처에 있는 투석 전문병원을 리스트를 준다.

이 병원에서 집 근처 투석 전문병원을 소개하는 것도 위법이라면서 리스트 중에서 환자 본인이 선택해서 병원을 예약하라고 한다.

어느 특정병원을 밀어주는 나쁜 관행을 막고자 하는 취지도 좋지만 추천조차 못받게 하는 건 불편하다는 생각이 들었다.

하는 수 없이 집에서 제일 가까운 병원 순서로 전화를 돌려 보았다. 두 군데 전화했는데 다음 주 월요일에 모두 가능하단다.

일단은 시설을 찾아가 둘러본 후에 최종 결정하자 싶어서 두 군데다 예약을 잡아 놓았다.

동네 병원에서 세균감염은 안심해도 될까? 환자라 그런지 언제나 근심이다.

투석이라는 게 육체적으로는 거의 부담이 없지만 정신적으로 4시간을 꼬박 침대에 누워있는 다는 게 정말 힘든 일이다. 물론 TV를 볼 수는 있지만 침대에 등짝 붙이고 고정자세로 3시간도 힘들었는데 이제 정상적으로 4시간을 하란다. 거기 누워있으면 시간이 또 왜 이리도 안 가는지? 이럴 땐 잠이라도 좀 들었으면 좋으련만 잠도 안 오고 그저 시계만 하염없이 들여다보게 된다.

이래서 투석하면 삶의 질이 확 떨어진다고 말하는구나. 아직 시작한 지 얼마 안 돼서 익숙하지 않은 것도 있겠지만 주 3회씩 투석 받으며 살라고 한다면 어쩔 것인가? 생각만 해도 끔찍하다.

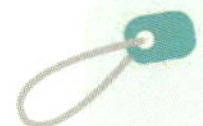

〈검사에서 알게 된 내용〉

나의 혈액형은 B형, 아내는 O형인데, O형은 서로 다른 혈액형을 가진 환자 모두에게 신장 공여가 가능한 혈액형이라는 사실을 이번 검사를 하면서 알게 되었다.

일단 1차 관문을 통과했고 이제는 이식 수술을 위한 검사를 진행하자고 했다.

중요한 면역학검사 결과에서는 일치되는 게 하나도 없었지만 병원에서는 일단 이식수술은 가능하고, 이후 면역억제제 등 약을 써서 조절할 수 있다고 했다.

결론적으로 "아내가 나에게 신장 공여를 할 수 있다"였다.

그 후 아내는 이식에 대한 걱정이나 긴장을 많이 했는지 혈압이 높게 나오거나 불규칙하게 나와 수술을 못 하게 될까 봐 노심초사했지만 안정을 취하고 조절해서 정상 수치로 만들어 수술할 수 있다고 했다.

병원에서는 입원을 요구했고, 나는 아내와 같이 입원하여 검사해서 수술에 문제가 없는 거로 최종 결과를 받아 그렇게 수술 날짜를 잡게 되었다.

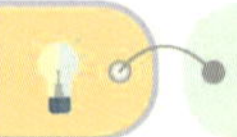

20185014(월) ~ 0518(금) 3회 동네병원 투석

수술 날짜를 잡아 놓고 그사이 공백 일주일간은 동네 가까운 병원에서 투석해야 한다. 그것도 주 3회를 하라고 했다. 월, 수, 금 예정으로 월요일 출근을 했다가 점심 무렵 투석할 수 있는 신장내과를 찾았다.

그런데 분위기가 좀 이상하다.

병원을 들어서니 접수대 앞에 동네 아주머니, 할머니들이 쭈~욱 둘러앉아 김밥을 먹으면서 수다 삼매경에 빠져 있는 듯 보였다. "병원이 뭐 이래?" 하는 생각이 들었다.

사전에 예약해둔 간호사를 찾아 예약한 사람이라고 말하고 접수를 했다. 물론 처음이었다. 입원했을 때 병원에서 준 서류를 넘겨주었다. 아마도 환자의 투석조건 등이 적혀 있을 것이다.

처음인 내가 뭘 어떻게 해야 하는지 모르기 때문에 하나하나 설명을 듣고 따랐다. 투석하러 오면 우선 칠판에 순서대로 이름을 적어 놓으라고 한다. 환자들 도착 순서인 것 같았다. 이름을 적어놓고 신발장에 신발을 넣고 환자복으로 옷을 갈아입으라 한다.

간호사들이 처음 투석하는 나를 친절하게 반기는 느낌이 왠지 싫었지만 내색하지 않았다. 환자복이 싫으면 그냥 사복 입고 투석하는 것도 가능하다고 했다. 누워있으면 옷이 구겨질 것 같아 환자복으로 갈아입겠다고 하고 남자 탈의실에서 내 사이즈를 찾아 갈아입었다.

투석실에 들어가니 넓은 공간에 투석 기계와 침대가 세트로 40여 대쯤은 되어 보이는 투석기가 줄지어 늘어서 있었고 대부분의 침대엔 환자들이 누워있었다.

천천히 생각해 보니 입구에 앉아 있던 아주머니들은 아침 일찍 와서 투석 4시간을 마치고 병원에서 제공한 김밥과 순대로 식사하는 모양이구나 싶었다.

아마도 8시 이전에 와서 12시까지 투석을 했다면 4시간 투석으로 아리바이가 맞을 것 같다. 여태까지 30여 년 사회생활 하면서 투석 환자를 한 번도 만나본 적이 없는 나로서는 "세상에 신장투석 환자가 이렇게 많은가?" 하는 놀라움을 금치 못했다. 한편으로는 신장 기증자가 없으니 투석으로 연명하는 거겠지 하는 생각을 하니 갑자기 머릿속이 답답해진다.

하루 걸러 한 번씩 매주 3번 4시간씩 투석을 하며 수년을 살고 있으니 이것도 생활이구나 싶었다.

그들은 아무렇지 않은 듯 환한 표정으로 누구씨 누구씨 하면서 서로 장난도 치고 농담도 주고받고, 희희낙락 거리며 김밥이며 순대를 목으로 넘기고 있었다.

병실에 들어가자 우선 몸무게를 재서 칠판에 적어 놓으란다.

지난번 입원했을 때 투석실에서 봤던 큰 저울이다. 몸에 휴대한 물건 전부 꺼내놓고 몸무게를 측정했다. 그리고 배정된 침대에 누웠고 수간호사라는 사람이 와서 간단히 설명한다.

〈투석 4시간〉

나는 다음 주에 입원해서 이식수술을 할 사람이라느니 자초지종을 설명하고 다음 주에 이식수술이 예정되어 있으니 이번 1주일간 3회만 투석을 하겠다고 말해 줬다.

새로운 단골이 왔구나 기대했는지 간호사의 표정은 살짝 재미없는 느낌이다. 이어서 그 투석도 월수금 3번을 하겠지만 한 번 할 때 2시간씩만 받겠다고 우겼다. 이전 병원에서도 2시간, 3시간, 3시간을 했다고 설명해 주었다. 4시간을 해야 한다고 하면서 2시간은 안 된다고 이야기하더니 나중엔 그럼 의사 선생님께 말씀드려 보겠다고 한다.

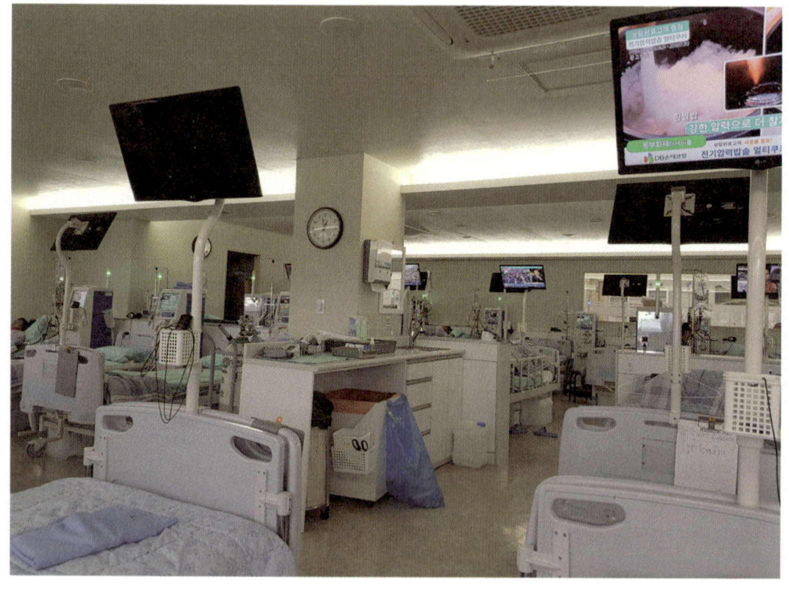

| 그림 2-14 | 동네 혈액투석 전문병원

그렇게 침대에 누웠고 목 카테터에 기계 호스를 연결하면서 투석이 시작됐다. 우려했던 것보다 위생면에서 깨끗하게 철저히 관리하는 느낌이 들어 일단 안심이 되었다.

카테터를 꺼낼 때, 뚜껑을 열 때 모든 행위를 할 때마다 철저히 소독하거나 일회용 장갑을 끼고 일회용 주사기를 사용하는 것이 보여 마음에 놓였다.

중간 중간에 칼슘을 수액에 연결해 보충하기도 하고 투석 중에 혈액검사를 한다며 호스에서 피를 뽑아가기도 했다.

검사를 위해 피를 뽑아 갈 때는 씨익 웃으며 양해를 구하는 듯 "검사 때문에 피를 좀 뽑아 갈게요." 하는데 꼭 내 피를 도둑맞는 기분이 들었다.

채혈할 때는 혈관에서 뽑았었는데 지금은 혈관에 호스가 연결되어 있어 그 관을 통해서 혈액을 쉽고 간단하게 덜어간다. 눈 감고 있는 사이 얼마를 뽑아가도 아무도 모르겠다.

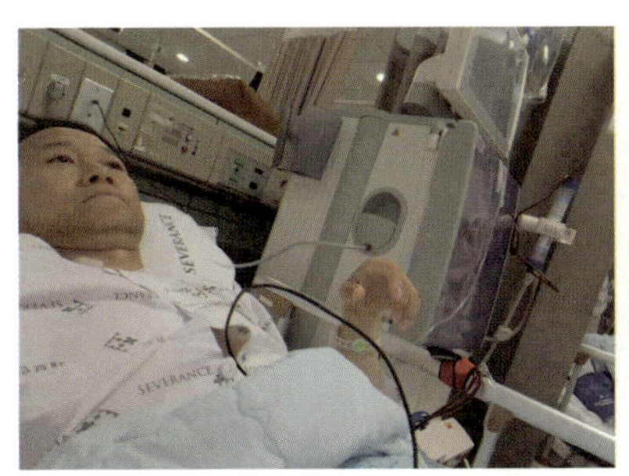

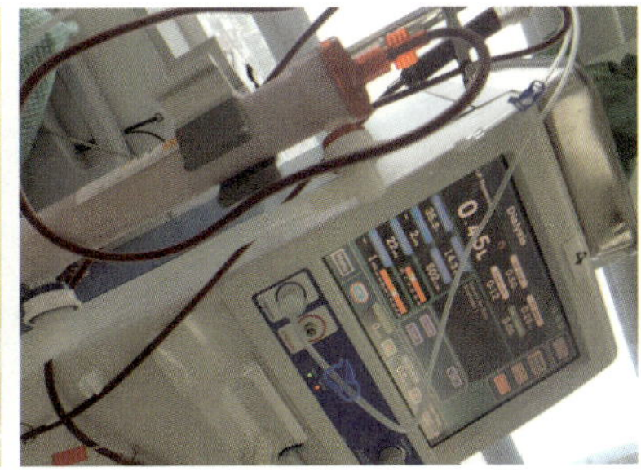

| 그림 2-15 | 혈액투석 모습

그렇게 투석을 2시간 하고 끝냈다. 자리에 앉아서 일어서도 되는지 빈혈기는 없는지? 정신을 가다듬고 스스로 체크해 본 다음 자리에서 일어나 저울에 몸무게를 재고 기록한다.

모두 끝났으니 환자복을 갈아입고 카운터에서 치료비 계산을 했다. 18,000여 원이 나왔다.

생각했던 것보다 싸다. 아마도 건강보험에서 급여지원을 하니까 싸겠지 싶었다.

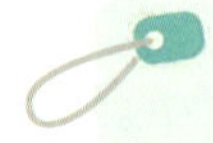

신장 공여를 망설이는 분들에게 드리는 말씀

사람은 누구나 2개의 신장을 가지고 있습니다.

그중 하나가 망가지거나 떼어내 타인에게 기증해도 남은 1개로 생명을 유지하고 일상생활을 영위하는 데 전혀 지장이 없다는 게 의학적 정설입니다.

물론 말이 그렇고 내 주변에 이런 일이 벌어졌다고 상상만 해도 걱정이 많겠지요.

이식받을 환자도 이식수술 시 배꼽 옆에서부터 아랫배까지 복부를 약 15~17cm 절개를 해야 하기 때문에 일단 많이 아플 것이라는 두려움과 걱정이 있습니다.

또한 공여자도 약 5~7cm 정도 복부를 절개하고 한쪽 신장을 떼어 내게 되는데, 공여했다가 나머지 한 개의 신장이 잘못되어 문제라도 생기면 어쩌나 하는 걱정은 필연적으로 들 것입니다.

그러나 신장이 두 개이던 한 개이던 망가질 때는 대부분 양쪽이 동시에 망가진다고 하니 일단 숫자의 문제는 아니라고 말하고 싶습니다.

그리고 수술을 받아 한쪽 신장을 적출하고 나면 남은 한 개의 신장은 크기가 더 커지면서 2개의 신장이 담당했던 일을 혼자서 다 하기 때문에 공여자도 크게 걱정할 것 없고, 수술 후 생활에도 전혀 지장이 없다고 설명합니다.

수술 후 과음, 과식이나 몸을 혹사하는 중노동, 격하고 심한 운동을 하지 않는 한 정상적 생활에는 남은 한 개의 신장으로도 건강하게 여생을 살 수 있으며, 적당량의 알코올도 마시면서 살 수 있다고 하니 크게 걱정할 일은 아닌 것 같습니다.

그걸 이번 수술을 통해서 경험했기 때문에 이 책을 읽는 독자 여러분들께 특히 신장 공여를 망설이는 〈미래 천사〉 여러분께 안심하고 생명과 사랑을 나누라고 권유하고 싶습니다.

특히 이 수술 후에는 정기적으로 1년에 두세 번 병원을 찾아 신장을 비롯한 자신의 전체적인 건강을 체크할 수밖에 없기 때문에 어쩌면 건강을 유지하고 관리해서 장수하며 살기에는 더 좋은 방법일지도 모르겠다고 공여자인 제 아내는 말합니다. 참 긍정적인 사람이죠.

역설적으로 병원과 가까이할수록 오래 산다고 하지 않습니까?

신장이식 수술

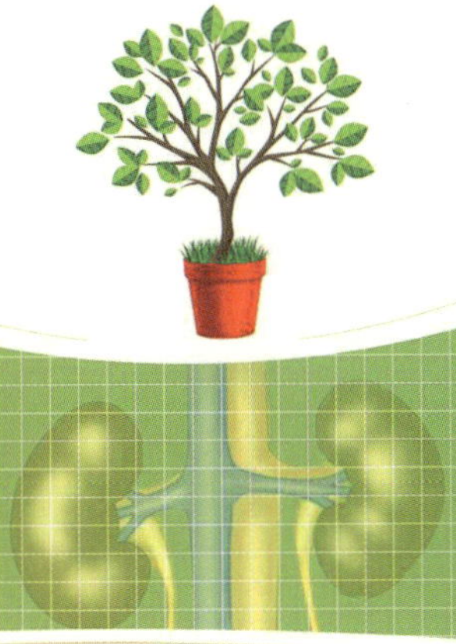

CHAPTER 3

신장이식 수술

이 장에서는 이식수술을 하기 위해 재입원한 날부터 수술을 앞둔 환자로서의 심경, 수술 당일 깨어 있었던 때에 수술 상황, 그리고 수술 후에 중환자실에서 집중치료를 받던 상황 등 날짜별로 스마트폰에 매일매일 기록한 내용을 서술하고자 한다.

내 생애 최고로 힘든 과정이었고 특히 이식을 결정해준 사랑스러운 아내에 대한 고마운 마음을 간직하기 위해 책으로 엮어 내리라 다짐하며 기록하였다.

지금 이 시각에도 같은 병을 앓고 있는 환자분들에게는 자신의 병과 비교하며 신장병을 이해하고 치료하는 데 참고가 되길 바라는 마음과 특히 수술을 계획하고 있는 환자분들과 그 가족분들에게는 수술 경험자의 생생한 이야기를 읽고 수술을 준비하는데 도움이 되었으면 하는 바람으로 이 글을 적었다.

공여자인 아내와 함께 신장이식 수술을 위한 검사 등 준비를 모두 마친 다음 수술 날짜를 잡아 놓고 1주일여 잠깐 퇴원했다가 다시 수술을 위하여 입원했다.

검사를 하면서 투석을 3회 했고, 수술 전까지 약 1주일간 혈액투석을 받으면서 신장병은 정말 심각한 병이구나 하는 것을 짧은 시간이지만 다시 한번 실감하게 되었다.

투석도 하다 보면 일상이 되어 정신적으로 덤덤하게 받아들이겠지만 혈액투석을 받은 약 2주간의 경험은 정말 지루하고 두려운 시간이었던 것으로 회상한다.

혈액투석을 할 때는 내 심장 옆 동맥과 투석 기계까지 호스로 연결해 놓았는데 혈액이 지나가는 호스를 내 손으로 만졌을 때 그 느낌이 지금도 생생하다.

제법 굵은 관을 타고 흐르는 내 혈액은 따뜻함을 넘어 뜨겁게 느껴졌고 그 뜨거움은 온몸에 소름이 돋은 듯 오싹함이 느꼈다.

이 투석은 비정상적인 내 몸 상태를 수술이 가능한 수준으로 만드는 치료였다.

피할 수 없는 일전이자 이식을 통하여 정상으로 돌아갈 기회라고 생각했다. 어차피 겪을 수술이라면 빨리 수술하고 이겨내자 다짐을 하며, 지금도 성공적인 수술이 되도록 나를 응원하는 모든 분과 함께 행복한 삶이 될 수 있도록 빨리해내자 하는 생각으로 수술에 대한 두려움 씻어내고 있었다.

이식수술의 성공확률이 매우 높다는 의료진을 믿고 환자 역시 반드시 이겨내리라는 마음가짐과 긍정적인 생각이 지금으로선 최선의 노력일 것이다.

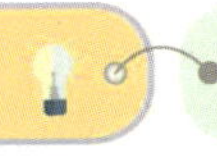

20180520(일) 수술 입원 (수술 D-3)

검사항목 채혈, X-Rey

오늘은 수술을 위해서 1주일 만에 다시 입원하는 날.

마음의 각오는 단단히 했지만 다시 무거운 긴장감이 머리를 무겁게 한다.

공여자인 아내와 오후 3시까지 수술할 병원에 입원해야 한다.

일요일이라 투석은 없고 입원 수속을 마치고 병실을 배정받았다.

병실은 이식병동 1455실 5인실에 4명이 있었다.

지난주 검사 때는 신장병동이었지만 이번엔 이식 병동이라니 이식 수술을 준비하는 수술 환자로 이젠 정말로 수술하는구나 하는 실감이 들었다.

병실에는 중증환자 및 수술 마치고 퇴원을 준비하는 환자도 같이 있었다.

아내는 16층 66호 비뇨기과 병동의 2인실로 입원했다. 신장 공여라고 하는 큰 결심을 해준 아내에게 내가 해줄 수 있는 것은 입원해 있는 동안 조용하고 불편함 없는 병실을 해주는 것이 무한 감사의 성의라고 생각했다.

그래서 1인실을 물어봤는데 하루 약 50여만 원. 너무 비싸다는 생각에 2인실로 했했다.

입원 전에 위로가 될듯하여 부부가 같이 쓸 수 있는 2인실로 부탁해 놓았지만, 같은 입원실 사용은 안 된다고 했다.

아내의 2인실은 처음엔 혼자였지만 곧 파주에서 온 환자와 같이 쓰게 되었다. 동병상련이려니 하며 말을 걸어 서로 투병에 대한 속사정 이야기하다 보니 이런 사연을 듣게 되었다.

모 병원서 수술하다 문제가 있었는지 수술 부위를 다시 덮고 더 큰 병원서 수술하기로 하고 여기로 왔다고 했다.

얼마나 불안했을까? 처음 병원을 선택하는 것도 매우 중요하구나 하는 생각을 하게 되었다.

아내는 공여자로 2인실이 아니라 1인실이라도 가야 하는 특급 대우가 필요한 사람이라 생각한다.

어쩌다 상태 안 좋은 신랑 만나 이런 고초를 겪게 되었지만, 고맙고 미안한 마음으로 앞으로 더 위하며 살리라 다짐해 본다.

나는 제일 중요한 건강을 잃어 주위 사람들 다 불편하게 만들었다.

인생 살면서 한 번쯤은 주변에 크고 작은 민폐를 끼치며 살게 된다고 스스로 위로하지만 앞으로도 다시는 이런 일 없도록 더 챙기고 관리하며 적극적이지만 무리하지 말고 살아가야겠다.

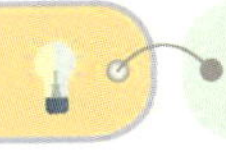

20180521(월) 수술 D-2

검사항목 혈액검사, 소변검사, 투석4Hr

오늘은 혈액투석 4시간 처방받았다.

지금까지 혈액투석은 3시간이 최고 경험인데 오늘은 정말 힘들 것 같다. 물러설 수 없는 위기. 그에 대한 답은 모든 걸 있는 그대로 받아들여 얌전히 수술받는 것이지만 솔직히 매일 매일 두렵다. 수술 준비검사는 지난주에 대부분 마쳤기 검사는 따로 없었다.

수술하실 의사 선생님의 사전설명이 있어 들었는데 공여자는 5~7cm 정도 복부 절개를, 수여자는 15~17cm 정도 절개하게 된다고 그림을 보여주며 자세하게 설명해 주었다.

생각만 해도 끔찍한 일이지만 피할 수 없는 상황이니 담담하게 모든 걸 받아들이자.

내 얼굴에 불안해하는 표정이 보였는지 아내가 하는 말, 환자는 마취되어 누워만 있으면 의사가 다 알아서 수술해 주는데 뭘 걱정하냐고 위로를 하는데 어이없기도 했지만 꼭 맞는 말이었다. 걱정은 해서 무엇하랴.

의리의 절친들이 면회를 왔다. 오지 말라고는 했지만 와서 만나고 상황 설명을 하다 보니 마음이 한결 진정되는 느낌도 든다. 이런 것이 위로이고 격려라는 것인가? 위로받는 것에 익숙하진 않지만 멀리서 위로와 수술비까지 보태주는 친구에게 정말 고맙고 감사하게 생각한다.

당연히 그럴 사람인지는 알고 있었지만 막상 위로를 받고 보니 눈물이 날 만큼 감사하고 고맙게 느껴졌다. 나를 기억해 주고 생각해 주는 마음 씀씀이는 평생을 기억하고 여생을 함께할 친구로 남으리라. 이 또한 다짐해 본다.

실현이 가능할지는 모르겠지만 수술받고 빨리 나아서 가까운 제주도라도 이웃 나라라도 초대할께~~ 같이 재미나게 살아보자 하는 생각을 하며 하루를 보냈다.

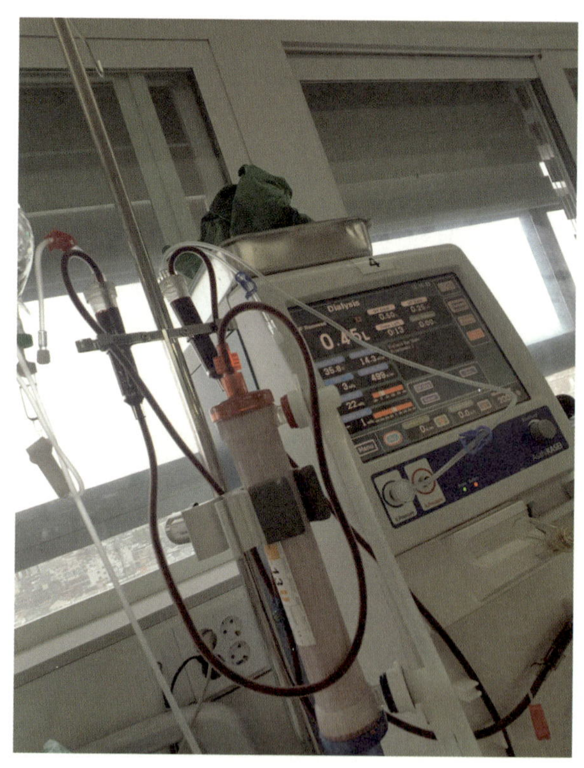

❙그림 3-1❙ 투석기

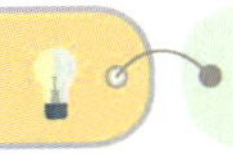

20180522(화) 수술 D-1

검사항목 **채혈, 심전도, 면역억제제 복용**

오늘도 특별한 검사는 없지만 시간에 맞춰 면역 억제제 등 투약이 있었다.

오늘은 본가에서, 처가에서 면회도 온다는데 그들 보기가 무척 민망하다. 시골에 사시는 어머니는 아들이 걱정돼서 굳이 오시겠다고 하지만 거동도 불편하신데 오시지 말라고 몇 번을 말렸다. 오시면 마음이야 놓이겠지만 초라한 아들 모습을 보이기도 싫었고 계셔봐야 시종일관 걱정하는 일뿐이 없을 것 같았다.

특히나 어머니 거동도 매우 불편한 게 짐이 될 것 같기도 하고 마음에 걸렸다. 요즘 의술이 뛰어나 수술 잘 될 꺼라 안심 아닌 안심을 시켜드리고, 퇴원해서 좀 나아지면 찾아뵙겠노라며 일단 병원에 오시는 것만큼은 말렸다.

위로와 걱정하는 마음이 있어 오신다는 데 수술을 앞둔 아들을 보면 마음이 어떨까? 사실 나 또한 약해질까, 너무 미안해질까 그런 생각이 더 컸다.

오전에 장모님, 처남이 왔고, 뒤이어 처제 내외가 왔다. 초등학생 조카 아이의 그림 편지를 들고 와 응원을 해 준다. "이모, 이모부 아프지 마세요." 아마도 지 엄마가 그렇게 쓰라고 가르쳐줬겠지만 기특하게도 생각해 준다. 이병이 뭔지도, 무슨 수술을 하는지도 그 애는 모르겠지만 한없이 귀엽다.

장모님도 몸이 불편하신데 굳이 수술 다 끝나는 거 보고 가신다고 고집을 부리신다. 딸자식, 사위 걱정하는 마음을 어찌 다 알 수 있겠는가만, 여기 계시면 잠은 어디서 잘 것이며, 식사는 어떻게 할 것이며 여러 가지 신경 쓰이는 부분이 있다. 그래도 그냥 가시려니 마음이 안 놓이시겠지.

뒤이어 나의 큰형 내외와 같이 사촌 형 내외가 왔다.

시골서 안 와도 된다고 누차 이야기를 했건만 와주니 고맙기는 하지만 식사나 음료 한 잔 같이 못 해 미안한 마음이 들었다. 나는 병원에서 권하는 식사와 물만 마시고 있다.

사랑하는 아들들도 왔다. 수험생이라 공부에 바쁘고 그 아이들 무덤덤한 성격에 오지 않을 꺼라 생각했는데 왔다. 피는 물보다 진한 것인가? 엄마·아빠가 걱정이 되는 것이리라.

멋쩍은 위로와 대면이었지만 기분은 한결 좋아졌다. 너희들 때문에 이 수술 받고 살아가지 하는 핑계도 생겼다. 아들의 운동화가 낡아서 옆이 헤진 것이 보였다. 본인은 괜찮다지만 부모의 마음은 불편한 것. 수술 들어갔다가 영영 못 볼 것 같은 생각도 들어서 운동화 사 신으라고 하니 괜찮단다. 검소한 것인가? 아이들도 부모의 입원으로 가사가 어렵다고 느껴지는 건가?

뒤이어 둘째 형이 왔다. 수술 잘 받으라는 이야기 잠깐하고 자리로 돌아왔다. 나에겐 이렇게도 정성으로 챙겨주는 가족, 형제, 어머니가 있어 다행이고 잠시 행복함을 느꼈다.

신장은 아내가 공여해 준다고 하고, 돈은 형제들이 다 내준다고 하고, 간병은 처제와 동생이 지킬 거라고 나서니 정말 마음이 든든하다. 그야말로 전생에 나라를 구했는지 불행한 일이지만 복 받은 느낌이다.

이번엔 어릴 적 동네 친구들이 온 것 같았다. 왠지 촌놈들이 떼로 몰려와 막무가내로 밀고 들어온 느낌이 들어 웅성거리는 복도를 내다봤다. 웅성거림 속에 내 이름도 섞여 들리는 것 같기도 하다. 설마~ 궁금하기도 하고, 병원에티켓은 이게 아닌데 싶어서 복도를 나가봤다. 아니나 다를까 친구들 대여섯 명이 어떻게 병동까지 들어올 수 있었는지 모르지만 밀고 들어와 간호사에게 나 찾아 달란다. 반가운 얼굴이지만 다른 환자들에겐 눈치가 보였다. 수술한 사람도 있고 수술을 앞둔 환자들이 민감해져 있을 건데, 미리 톡이라도 주고 들어오지.

얼른 나가서 일단은 면회실 가서 이런저런 이야기 나누고 돌아가는가 싶었는데 굳이 아내도 보고 가겠단다. 어려울 때 친구가 진정한 친구라 했던가? 정말 고마운 일이다.

지면을 빌어 면회 와준 가족·친지 및 친구들에게 감사한 마음을 전한다. 빨리 완쾌해서 일상으로 돌아갈 수 있도록 최선을 다하자.

관장하고 약 먹고 낼 아침 7시 첫 케이스로 수술을 들어간다. 오늘은 많은 사람을 만나 쉴 틈이 없었다. 일단 몸과 마음을 편안히 하고 씻고 푹 자야 한다.

내일의 나는 오늘의 내가 아닌 새로운 나로 다시 태어나있겠지.

수술이 무사히 잘 될 수 있기를 기도하는 마음으로 "의사 선생님 혹시라도 오늘은 술 드시지 마시고 gooood 컨디션으로 제 수술 잘 부탁합니다~~"

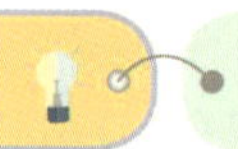

20180523(수) 수술 당일

검사항목 **채혈**

드디어 운명의 시간이 다가왔다.

매일매일 수술에 대한 정신적 압박을 느껴왔는데 이제 눈앞에 닥쳤다.

새벽부터 쳐들어와서 수술복을 입히더니 수액을 달고 침대 채 수술실로 끌고 들어간다. 침대에 누워서 천장만 바라보며 수술실로 이동하는 이 기분이 묘하다. 들어가면 건강하게 다시 나올 수 있겠지. 지금까지 검사 때문에 몇 번을 드나들었던 익숙한 엘리베이터를 타고 천정만을 바라보며 이동하는 내내 여긴 어디쯤이고 여긴 어디쯤일 거야. 혼자 머릿속으로 그려가며 도착한 수술 대기실은 이른 아침임에도 불구하고 나처럼 침대에 눕혀져 들어온 환자들과 수술진으로 가득하다.

이 사람들이 전부 오늘 수술을 받아야 하는 사람들이란 말인가?

10분쯤 있었을까, 아내가 한 사람 건너 옆으로 들어왔다. 잠시 후 아내와 나 사이에 끼어 있던 환자가 수술실로 빠져나갔다. 나는 간호사에게 아내의 침대를 가까이 붙여 달라 부탁했다. 아내의 침대가 내 옆으로 옮겨져 서로 손을 꼭 잡고 수술 잘 견뎌서 끝나고 보자고 격려했다.

나의 천사 아내. 이식해줘서가 아니라 평소에도 늘 가족에게 자기 희생만 한다.

내가 무엇을 하던 간섭보다는 거의 응원만 해 준 아내. 난 내 생각이 늘 옮고 합리적이라고 아내에게 가르치듯 해서 그렇게 순한 양이 되었다고 생각하면서 살아왔던 것 같다.

이 상황이 되니 그녀는 천성이 착하고 이해심, 배려심, 인내심도 많고 가족에 대한 자기희생이 몸에 밴 천사라고 다시 생각하게 된다.

수술대기실에 눈에 띄는 것은 눈만 내놓은 수술복을 입은 수술의, 전공의 등 수술팀들이 하나같이 젊고 앳된 눈빛들이었다. 여자도 많이 섞여 있었는데 여기 이 젊은 친구들이 새롭게 보인다. 수술은 배를 가르고, 머리를 가르는 아주 무섭고 끔찍한 일 일건 데도 젊은 친구들이 안 보이는 이곳에서 사람의 생명을 구하기 위해 이른 아침부터 열정적으로 뛰고 있구나 하는 생각을 했다.

수술 대기실은 어수선하면서도 생기가 돌았다. 각각 환자별로 적힌 이름을 확인에 확인을 거듭하면서 하나씩 하나씩 수술실로 끌고 들어갔다.

잠깐 스친 대기실이었지만 천장에는 성경 구호 같은 것이 쓰여 있었다. “두려워하지 말라. 내가 너와 함께 함이니” 시편이라고 쓰여 있었던 것으로 기억된다. 나는 무교라서 평소엔 이런 문구에도 덤덤했지만 이 절박한 상황에서는 모두가 자신의 운명을 두려워하겠구나 하는 생각이 들었다.

그 글귀를 읽는 것만으로 위로가 되는 느낌이다. 어디선가 주워들은 애기로 전쟁터에서 종교를 가진 사람과 안 가진 사람은 죽음을 맞는 모습이 아주 다르다고 들은 적이 있다. 종교를 가지지 않은 사람에 비해 종교를 가진 사람이 심리적으로 훨씬 안정되고 예쁘게 죽음을 받아들인다고 하던데 이 상황과 비슷하겠다는 생각이 들었다.

마침내 내 이름이 호명되었고 이번엔 침대를 끌고 대기실이 아닌 진짜 수술실로 데려갔다. 긴장감은 극에 달했고 계속되었지만 여기까지 와서 무서워서 수술하기 싫다고 도망갈 수도, 안 한다고 할 수도 어쩔 도리가 없을 것 같다.

실제로 이식해 준다고 검사 다 하고 수술받으러 왔다가 수술 전날 밤 야반도주하는 공여자들도 간혹 있다고 들었던 기억이 떠올랐다.

수술진들은 수술복으로 갈아입어 눈만 보이지만 그간 병실에서 만났었던 아는 사람이 있는 것 같기도 하고 아닌 것 같기도 하고, 아마 병실에서 담당했던 의사들도 수술실로 들어온 것 같았지만 눈만 보고는 확실하지 않았다. 가자. 수술받고 회복해서 아내와 맛난 것도 먹고 애들과 같이 재미나게 사는 여생을 꿈꾸며 씩씩하게 당당하게 들어가자.

병실 침대에서 수술실 침대에 옮기더니 팔다리 일부를 벨트로 고정해 놓기도 하고 수술 부위에 소독약을 뿌리듯 넓게 바르기도 하고, 수술 부위를 수술 천으로 몇 겹을 감싸기도 하고 바쁘게 수술 준비를 하는 듯하고 있었는데.....

나는 그 이후 거기서 무슨 일이 벌어졌는지 나의 기억에는 아무것도 없었다. 나도 모르는 새 수면이 걸리며 수술이 시작된 모양이다.

“수술 끝났습니다” 하는 소리와 함께 잠에서 깨었다. 여기는 수술실이 아닌 회복실.

열심히 바이탈 체크하는 듯한 대화가 의사 등 수술진 사이를 오간다.

나의 혈압이 꽤 높은가보다.

처음부터 혈압은 높은 수치로 수술실에 들어왔지만 지금은 더 높은가 보다. 좀 낮아지면 병실로 이송한다고 한다. 수술은 약 5시간 이상 걸린 것 같다. 혈압이 180 정도로 떨어지니 병실에 올라가 혈압 낮추기로 하고 이송되었다.

아내의 수술이 잘 되었는지 물었더니 아까 병실로 돌아갔다는 대답이 돌아왔다.

별 탈 없이 수술은 잘 된 듯하다.

집중 치료실로 올라왔다. 이송 침대서 병상으로 간호사 4~5명이 나를 통째로 들어 옮긴다. 무통 주사를 맞고 있어서 통증은 별로 없었지만 침대에서 침대로 옮길 때는 통증이 느껴져 깜짝 놀랐다. 통증보다는 수술 부위가 벌어지진 않을까 쓸데없는 걱정에 더 놀란 것 같다. 이번엔 수술 가운을 병실 가운(바지 옆이 터져있는)으로 갈아 입혀준다.

맘 같아선 스스로 옮겨갈 수도 환자복을 갈아입을 수도 있을 것 같은데 나는 지금 큰 수술을 마친 중환자다.

병실 간호사는 내 상태가 아주 좋아 보인다며 말을 건넨다. 얼굴이 편안해 보인다고 하면서…. 그래 지금 난 웃을 수도 있다. 정말 아무렇지 않은 듯하다.

손목엔 정맥주사 바늘 자리가 아프고 오른쪽 아랫배 수술 부위에 통증이 있었다. 간호사는 수술 부위가 아프면 진통제 스위치를 한번 누르라고 했다. 누르면 무통약이 더 투입되면서 통증이 완화된다고 가르쳐 주었지만 이 정도면 견딜만한 것 같다.

코에는 TV에서나 보던 산소 공급기 호스가 꽂혀 있었는데 산소는 코로 흡입하고 입으로 내뱉으란다. 항상 입을 다물고 있는 습관이 가지고 있어 그게 잘 안되었지만 몸에 산소를 많이 공급해 줘야 빨리 회복하겠지 생각하면서 따라서 했다.

그즈음 다음 수술할 환자를 수술실로 옮기기 위해 분주했다. 비록 하루지만 같은 병실에서 지낸 같은 병 환자에게 “수술 무서워하지 마라, 견딜만하다”고 수술 잘 받고 오라고 응원해 줬다. 지금 옮겨지는 환자는 지금이 가장 긴장되고 가슴 떨리는 시간이라는 것을 이미 경험했기에.

병간호차 와있는 동생을 불렀다. 집중치료실은 보호자 1명만 하루 1회 면회가 가능하다고 해서 오늘은 동생을 낼은 아내(공여자)를 만나면 되겠구나.

동생에게 나의 지금 모습을 사진을 찍어서 형제들 그리고 걱정할 것 같은 사람들, 특히 어머니에게 보내 주라 했다. 많이 걱정하시고 오고 싶어 했을 텐데 거동이 불편하니 어떻게 해요. 빨리 회복해서 나중에 내가 찾아봐야지. 동생이 가고 간호사로 근무하는 누나가 듣고 싶었던 좋은 소식을 가지고 왔다. 아내도 나도 수술이 잘 됐다고 했다.

정말 듣기만 해도 감사한 일이다. 그 말에 정말 안심이 되었다. 지금은 이식한 신장을 통해서 소변도 잘 나온다고 한다. 이 수술은 정말 순조롭게 잘 된 것 같다.

뿐만 아니라 여기서 또 새로운 사실을 발견했다. 평소 우리 젊은 친구들이 그저 "어리광쟁이네" "나약해 빠진 청년들이네" 생각했는데 용감한 청년으로 여기 다 모여 있는 것 같다. 자기 할 일 매뉴얼대로 척척 잘 해내는 느낌이 들었고 이런 험한 일 마다하지 않고 열심히 잘 해내는구나 하는 안도감. 아마도 수준 높은 교육과 좋은 환경이 그들을 그렇게 만들었으리라 짐작하지만 이런 잘할 수 있는 청년들이 많이 있는데 우리나라 실정은 일자리가 없어 청년실업이라니. 아마도 그들이 일할 공간을 마련해주지 못한 기성세대 탓이리라는 반성 아닌 반성도 하게 된다. 젊은 청춘들~ 잘할 수 있어!!! 파이팅이다.

큰 수술이었음에도 수술 당일의 하루는 이렇게 생각했던 고통보다는 다소 평화롭게 보낼 수 있었다. 장시간 서서 최고의 긴장과 집중력으로 수술에 참여한 수술진에게 진심 어린 감사를 드리며 잘 견뎌낸 자신에게도 만족스럽다. 잘 견뎌냈다.

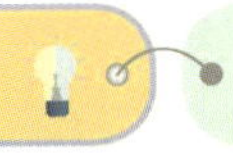

20180524(목) 수술 후 2일 차

검사항목 혈액검사, X-Rey

수술 후 집중치료실에 새로운 하루를 맞이한다.

오늘부터는 새벽에 면역억제제를 처방하기 30분 전에 채혈해야 한단다. 신장이식 후 면역억제제 투여 전후 변화를 체크하기 위함이라고 했다.

수술 부위가 아파서 꼼짝 못 하고 침대 신세만 지고 있으면서도 그간 병문안 와준 친구 및 지인들에게 하룻밤 지낸 수술 경과를 문자로 보냈다. 아마도 나는 많이 심심했던 모양이다.

현재까지의 경과는 문제없다고 하고 목으로 연결된 카테터를 통해 몸속에 수액을 많이 넣어 새 신장을 이용해 소변을 걸러내고 있다.

금일 혈액검사의 크레아티닌 수치는 3.5가량으로 나왔으며 수술 후 매일 매일 수치가 50%씩 반감되며 좋아지고 있다. 수술 전 cr 11을 넘었었는데 이제 3.5라니 새롭게 이식된 신장은 매시간 거의 400mm 정도의 소변을 거르는 작업을 하고 있다. 아마도 새 신장이 내 몸으로 들어와서 새로운 집에 적응하게 훈련을 시키려는 듯 계속해서 대량의 수액을 넣어 거르는 작업을 시키고 있다. 빈혈 수치는 정상으로 돌아왔다고 했다.

이대로 순조롭게 가면 다음 주 중엔 일반병실로 옮겨 치료를 받지 않을까 싶다.

수술 후 겨우 하루밖에 지나지 않았지만 저녁때쯤엔 자리에서 일어설 수 있었으며 병실을 가볍게 돌며 운동도 할 수 있었다.

아내가 와서 얼굴 보고 아프지 않으냐면서 서로의 병세를 체크하고는 다시 위층 병실로 올라갔다. 나는 집중치료실이 있는 이식 병동 내부를 한 바퀴 돌며 아픈 정도를 체크하고 다시 잠자리에 들었다. 다리에 힘이 있으니 별 무리는 없었지만 기침할 때나 웃을 때는 수술 부위에 통증이 심하게 왔다.

특히 누워서 물을 빨아 마시다가 사레 걸리기라도 하면 기침 때문에 수술 부위가 아팠고 그 외에는 수술 부위가 별로 아프다는 생각을 안 해도 될 만큼 견딜만했다.

수술 2일 차는 바이탈 체크와 수액을 넣어 새 신장에서 소변을 배출하는 치료가 대부분이었고, 특별한 문제없이 평온한 하루를 보낼 수 있었다.

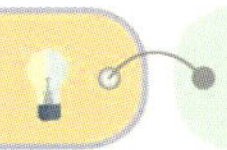

20180525(금) 수술 후 3일 차

검사항목 혈액검사, X-Rey, 면역억제제 전 혈액검사

구분	정상기준(남)	180512	180521	180522	180523	180524	180525
cr(크레아틴)	0.68~1.19	8.90	6.02	4.75	3.10	1.85	1.65
BUN	8.5~22	69.8	33.6	39.1	28.3	26.8	29.4
K(칼륨)	3.9~5.5	4.8	4.9	5.4	5.1	5.4	5.2
기타			투석 치료		수술 당일	수술 후2	수술 후3

오늘로 수술 후 3일 차.

새벽 4시 오늘도 어김없이 채혈과 혈압 체크를 위해 간호사가 잠을 깨운다. 침상에서 혈압과 채혈 후 내 발로 걸어서 간호사실에 있는 체중계로 체중을 잰다. 어제보다는 거동이 훨씬 편해졌기 때문에 스스로 밖으로 걸어 나가 몸무게 체크를 하고 화이트보드 위 내 이름 칸에 몸무게를 적었다.

cr 수치 1.85 수준으로 좋아져 회복이 아주 만족스러운 상태이다.

웬만큼 걸음은 걸을 수 있을 것 같은데 집중치료실 전담간호사가 하루 종일 집중치료실을 나가지 못하게 단속하니 답답했다. 외부 감염이 우려되어 면회는 일체 안 되고, 보호자 및 기증자에 한해 하루 1회씩 면회가 가능하단다.

그것도 집중치료실 문을 사이에 두고 환자는 마스크 쓰고 병실 안에서, 면회자는 문밖에서 마주 보고 면회할 수 있다. 그야말로 감옥 같았지만 이식수술 후 감염에 최고로 주의해야 할 시기이므로 철저히 지키는 수밖에 없다.

뱃속에서는 마치 전쟁이라도 난 듯 꼬르륵 꼬르륵 윗배에서부터 난리다.

드디어 장기에 마취가 풀리면서 장운동을 시작하는가 보다. 식사는 수술 후 지금까지 꼬박 굶고 있던 터라 빨리 가스가 나와야 밥을 먹을 수 있을 텐데 하며 기다렸다.

이후 한 시간쯤 지나자 가스가 나왔다. 먹은 것도 없는데 설사가 나올 것 같은 느낌에 화장실에 앉았는데 기다리던 가스가 나온 것이다. 이제 나도 먹을 수 있겠구나 하는 뿌듯한 생각이 들었다.

바로 집중치료실 담당 간호사에게 알렸다. 간호사는 의사 선생님께 물어보고 미음을 먹일지 죽을 먹일지 알려 주겠단다. 무엇을 먹을 수 있을지 기대하면서 일단 기다려보자. 지금은 배가 많이 고프다.

저녁 식사 시간이 되어 식사가 나왔지만 거기에 내 이름은 없다. 간호사는 낼부터 죽을 줄 거란다. 대실망이다. 오늘은 뭔가 먹을 수 있겠지? 씹을 수 있겠지 많이 기대했는데 내일로 넘어가는 모양이다.

약 먹는 시간을 알람에 입력하고 약이나 제때 먹고 자자.

밤 10시가 되어 하루에 4번 입안 진균제를 바르는 일로 오늘 하루 일정이 끝났다. 이제 오늘은 더 이상 간섭하는 사람이 없을 것 같다.

물수건 뽑아 얼굴 세수와 손발 간단히 닦고 잠을 청했다. 수술 부위가 불편해서 잠을 못 이루고 있었다. 혈압을 재보니 180~200을 오르내리는 정도로 많이 높아져 있다.

잠자리가 편하진 않지만, 푹 자두자.

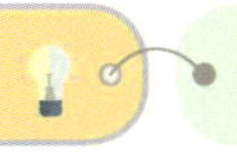

20180526(토) 수술 후 4일 차

검사항목 **혈액검사**

오늘도 어김없이 새벽 4시쯤 되니 채혈하자며 단잠을 깨운다. 하루에도 2~3차례 채혈을 하니 바늘에 찔리는 부위가 아프다 못해 그 부위 감각이 둔해지는 것 같다.

수액은 하루 6,000cc 이상 카테터를 타고 혈관으로 들어가는 것 같고 소변은 8,000cc 이상 보는 것 같다. 소변이 소변줄을 타고 뚝뚝 떨어진다.

채혈을 마치고 간호사의 주문대로 걸어가 간호사 데스크에 준비된 저울에 올라섰다. 체중 70.3kg. 오늘은 왠지 설렌다. 어제부터 꿈꾸던 밥을 먹을 수 있다는 기대감이 생겼기 때문이다. 7시부터 22시까지 매시간 50mm씩 물을 마시란다. 이렇게 조금씩 물 섭취량을 늘려나갈 모양이다.

새벽 4시 반. 이대로 다시 잠을 청하기보다 우선 좀 씻어야겠다. 세수하고 머리도 좀 감아 볼까? 환자답게 수염은 지저분했지만 씻고 나니 깨끗해진 것 같다. 배가 고픈 만큼 아침 식사가 기대된다. 드디어 배식 아주머니가 죽을 들고 들어와서 내 이름을 부른다. 4일 만에 구경하는 곡기라 정말 반갑다. 저걸 먹어야 일어설 수 있을 거라는 생각이 머리를 스쳤다. 받아서 시큼한 물김치를 한 수저 입에 넣는 순간 숨이 컥 막힌다. 오랜만에 맛보는 음식과 특히 식초 맛에 사레가 들린 듯하다. 기침할 수밖에 없었다. 아프다.

며칠 누워있었더니 허벅지 굵기가 입원 전의 반으로 줄어든 것 같았다. 사람이 근육을 안 쓰면 이렇게 되는 건가 싶다.

종일 이런저런 생각을 하면서 때로는 지인들이 사다 준 책을 보며 때로는 야구를 보면서 시간을 보냈다. 복도를 오가는 사람들 다들 아프고 지쳐있겠지만 열심히 운동하며 노력하는 모습이 삶에 의지로 느껴졌다. 모두 질병에서 벗어나고픈 간절한 사람들이리라. 보호자들도 보이지만 그들은 또 무슨 죄인가. 가족 중에 누군가가 아프기 때문에 여기서 병간호를 하고 있겠지.

지금 나는 정상의 70 정도는 회복상태인 것 같다고 스스로 평가해 본다.

집중치료실에는 지금 남자환자 둘, 여자환자 둘이 사용하고 있는 4인실이다. 뭔가 불안한 듯 깊은 잠에 빠져들 수가 없다. 6시간 이상만이라도 편히 숙면할 수 있다면 당장 좋아질 것 같은데, 마스크, 이어폰과 마스크를 이용한 눈가리개까지 준비해서 소음과 빛 공해를 완벽히 차단하는 데도 잘 못 자니 힘들다.

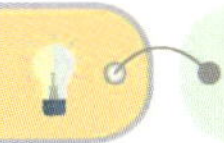

20180527(일) 수술 후 5일 차

검사항목 채혈, 소변, 혈압 190, 수액줄 교체, 수액공급기 뗌

어제는 10시 30분에 잠자리에 들어 새벽 2시경 깨었으니 3시간 남짓 잔 것인가. 잠이 오질 않는다. 그래도 자야 하겠지만 억지로 잠을 청하면 등바닥이 아프고 바닥이 뜨겁게 느껴져 압박을 받는다. 침대 바닥이 불편한 것인가? 오래 누워 있어서 이제 불편한지도 모르겠다.

오늘은 그동안 몸에 달고 다니던 수액을 떼고 7시에 물 50mm, 8부터 22시까지는 매시 100mm씩 마시란다. 수액으로 공급하던 물을 구강으로 공급해서 새 신장을 적응시키는 모양이다. 몸에 붙어있던 줄을 하나씩 제거하니 정말 편해졌고, 그걸 제거한다는 건 그만큼 좋아지고 있고 좋아졌다는 이야기로 해석하고 나니 기분도 훨씬 상쾌해졌다. 이제 수액 스탠드를 밀고 돌아다녀야 하는 번거로움이 사라지게 되어 마치 정상인이 된 듯 반갑다.

가래가 끓거나 기침이 나올 때는 배가 당기기도 했지만 어제와 비교할 수 없이 많이 좋아졌다. 통증이 훨씬 덜했다. 침대 오르내릴 때 다리 들기도 편해졌다. 이러다 오늘쯤이면 일반병실로 갈 수 있지 않을까? 하는 생각도 들었다.

오늘 아침도 죽을 받았다. 죽 먹고 약 먹고 병실을 옮기자고 한다. 2인실 1464실 낙첨. 2인실이긴 하지만 옆에 환자가 없어 사실상 1인실이다. 이쪽으로 오니 조용하고 쉬기가 딱 좋을 것 같다. 오늘만이라도 옆 병상에 환자가 안 오기를 속으로 바라본다. 그럼 잠을 푹 잘 수 있으려나 기대하면서….

하루도 약 먹고 물 먹고 치료에 필요한 일과를 충실히 마치고 잠자리에 들 수 있었다.

이 정도의 경과면 다음 주 중반쯤이면 소변줄, 카테터 다 떼고 퇴원하고 일상생활이 가능할 것 같은 기분이다. 통증도 하루가 다르게 완화되고 있다. 기침과 걸을 때 수술 부위가 당기는 정도이며 그것도 못 참을 만큼은 아니었다.

나 아픈 탓에 처제와 동서가 애를 쓴다. 처제는 직장인으로서 그 귀한 연차를 얻어 언니 병간호를 위해 3일씩이나 쓰고 어린아이와 초등학생이 있는 집을 5일 동안을 비우고 있다.

말은 못 해도 집 걱정되고 아이들 걱정도 되고 집에 가고 싶은 마음이 클 것이다. 처제 덕분에 이처럼 어려울 때 안심하고 투병을 할 수 있어서 정말 감사한 일이다.

점심도 죽을 먹었다. 점심 먹고 나니 살살 잠이 온다. 집중치료실에 있는 내내 잠을 너무 못 잤다. 복잡해 못 자고 불편해 못 자고 단체생활로 방해받고, 잠 못 자면 혈압 상승하는데 오늘 밤은 푹 자리라.

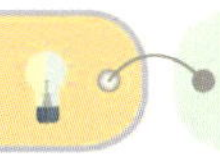

20180528(월) 수술 후 6일 차

검사항목 혈액검사, 소변검사

입원한 지 9일 차.

수술한 지 6일 차가 되는 날이다. 몸무게가 하루가 다르게 줄고 줄어 오늘 아침은 68.2kg이다. 입원 당시 78kg와 비교하면 너무 빠진 것 같아 걱정스럽다. 지난 시간은 금방이다. 바쁜 검사가 있었고, 무시무시한 수술이 있었고 중환자실에서 인내의 시간이 있었다. 지나 보면 찰라라더니 그 말이 딱 맞는 것 같다. 그렇게 무섭게 느꼈던 수술도 잘 견뎌내고 거의 회복 수준까지 왔다. 이것도 내 인생의 한 부분이다.

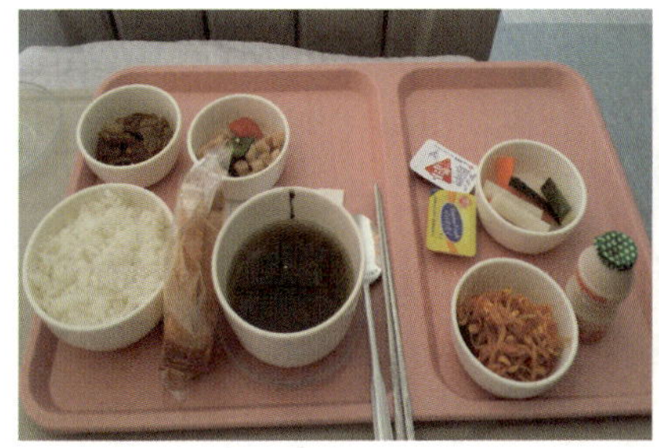

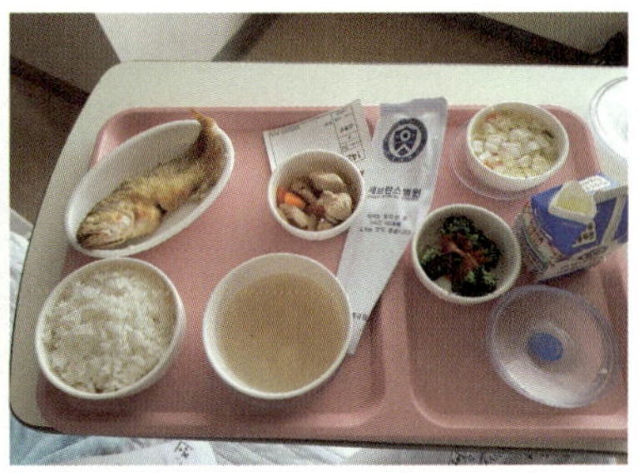

그림 3-2 병원 식사

그러면서 생각해 본다. 치료는 치료대로 하고 앞으로 어떤 마음가짐과 자세로 후반기 삶을 살아갈 것인지? 지금까지 살면서 무엇을 했고 무엇을 못 했는지? 무엇을 할 수 없었는지? 생각하면서 독서로 하루를 시작한다. 여기서 딱히 할 수 있는 것이 TV 보거나 책이나 잡지 보는 일밖에 없는 것 같다.

제목은 "게으른 백만장자" 평소의 내 생각과 딱 맞는 사고인데 난 지금까지 무엇을 놓쳤는지 생각하게 된다.

내 수익의 80%를 주는 곳에 80%의 열정을 쏟아야 하는데, 저자의 지적대로 수익의 20% 내는 곳에 80%의 열정을 쏟았던 것 같다.

누군가에게 맡겨도 될 일상적인 일에 매달려 시간에 쫓기고 매일 바쁜 듯 호들갑을 떨고 있었구나 반성하는 시간으로 자신을 되돌아보게 되었다.

이제 아내가 준 신장으로 앞으로 아마 30년쯤을 살아내야 한다. 듣는 이야기로는 관리 잘못하면 5년 만에 못쓰게 되는 경우도 있다고 하고, 보통 2~30년을 쓸 수 있다고도 하고.... 아내가 나한테 준 신장이고 가족과의 약속이라 생각하고 더 성실히 착실히 정확히 실천해내자. 오늘 아내가 퇴원한 관계로 집에 있는 아내에게서 전화가 걸려왔다. 역시 집이 좋은가 보다. 도착해 한동안 푹 잤더니 컨디션이 많이 돌아온 것 같다니 듣던 중 정말 반가운 소식이다. 아들과 김밥으로 저녁을 먹었다나. 목소리도 한층 밝아진 것 같다.

오늘은 이래저래 퇴원 후 살아갈 경제적인 부분을 많이 생각하는 날이 되었다. 아마도 나는 속으로 퇴원 이후 경제적인 부분을 걱정하고 있는 듯하다. 병의 종류와 질이야 사람마다 다르겠지만 여기서도 가난한 쪽이 질병 가능성이 더 클 것 같다고 생각하면서 퇴원 후의 건강한 미래를 진지하게 생각해 봤다.

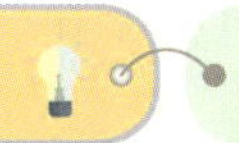

20180529(화) 수술 후 7일 차

검사항목 혈액검사, 혈압 100-150, 몸무게 67.3

채혈과 몸무게 측정하는 일과로 입원 10일째를 맞는다. 간밤에도 역시 잠을 잘 못 잤다. 11시에 잠자리에 들어서 간호사가 2시 들어와 잠을 깼으니 3시간 잔 셈이다.

여전히 소변량은 많이 떨어진다. 계속 나오면 나올 때까지 뽑아내는 모양이다. 적당히 멈췄으면 좋겠는데 별 검사 없이 종일 수액 맞고 하루를 보냈다. 다만 운동량을 많이 늘려 아침에 복도를 10바퀴, 저녁 10바퀴 총 4km는 족히 걸은 것 같다. 평평한 복도에다 병원 슬리퍼 보행이라 근육 강화엔 별로 도움 안 되겠지만, 그래도 이 정도 운동이라도 해서 체력을 조금씩 비축하고 근육을 만들어나가야 한다.

오늘은 사촌 형을 시작으로 큰 누나, 매형이 찾아 주었고 저녁엔 친구들이 면회를 왔다. 번거롭게 하는 것 같아 되도록 알리고 싶지 않았지만 결국은 주변이 다 알게 될 일이기도 하고 그냥 여러 가지 상황을 이야기하고 알려주었다. 친구들도 병문안에 위로금도 보내왔다. 난 왜 이런 게 낯설고 쑥스럽고 미안한지 나도 친구들이 아파 병원에 있으면 얼마간 위로금을 전해 줬는데 받을 때는 빚지는 것 같고 부담 주는 것 같아 미안한 마음이 들었다. 나가면 문병 와준 친구들 집집마다 사과라도 한 상자씩 보내줘야 할 것 같다.

예전에 같은 병실을 썼던 모대학 교수 출신이라는 신우 환자를 우연히 만나 함께 같이 복도를 돌면서 이야기 나눴다. 그는 수년 전 딸아이의 간을 받아 이식수술했는데, 이번엔 신장이 안 좋아졌단다. 얼마 전에는 갑자기 심(心)부전이 와서 동네병원에서 긴급 치료를 받았고 이 병원에는 응급실로 실려와 1주일을 대기하다 겨우 병실 배정받아 입원실로 올라왔다고 하면서 하마터면 죽을 뻔 했다고 했다. 대략 65세쯤 보이는데 이분은 나이가 있어 더 취약했던가 보다. 근데 불행히도 이번엔 신장이 나빠져서 또 이식수술을 받아야 할 꺼라며 입원 사유를 들려줬다. 자신의 사정이야기를 하며 이식경험을 말해 줬고 이번엔 아들이 신장을 이식해 줄 수 있는지 검사한다고도 했다. 굳이 묻지도 않은 이야기를 장황하게 설명하는 걸 보면 그분도 여간 갑갑했던 모양이다. 앞날이 창창한 젊은 딸아이의 간을 이식받았는데, 이번엔 아들의 신장을 받아야 하는 환자의 신세가 되었으니 입은 웃고 있지만 정말 힘들겠다는 생각이 들었다. 그래서 그런지는 몰라도 그분의 아들은 몇 번 봤지만 부인은 한번밖에 보지 못한 것 같다. 그가 원망스러웠을까? 기가 찼을까?

간 이식경험자인 그분은 우리가 평생복용하게 될 면역억제제는 내 몸 안의 면역기능을 떨어뜨리는 약이란다. 정상인의 면역력 100이라면 우린 정상의 60~80 정도의 면역력으로 떨어뜨려야 새로운 신장이 내 몸속 세포의 공격을 받지 않게 되어 안착할 수 있으나, 지나치게 면역력이 많이 떨어져 있으면 감기 등 바이러스에 취약해 질 것이니 각별히 주의해야 한단다. 신뢰가는 경험담 이야기를 듣자니 한편 걱정이 앞선다. 지금까지 지독한 감기는 안 걸려 봤지만 겨울마다 콧물감기는 달고 살았는데 이제는 몸을 따듯하게 하고 바이러스를 주의해야겠다. 독감주사 필히 맞아야 한다 등등 여러 정보를 들을 수 있었다. 모든 것은 의사의 처방을 받아 결정하겠지만 유익한 정보라고 생각하며 이름도 모르는 그분의 건강과 장수를 기원한다.

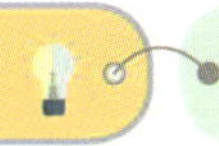

20180531(목) 수술 후 9일 차

검사항목 **혈액검사, 소변검사, 혈압, 체열검사**

오늘은 퇴원교육이 있다.

그리고 소변줄도 빼준단다. 거동하고 병원 생활하는데 여간 거추장스러웠던 소변줄 정말 기다리고 기다리던 반가운 소식이다. 벌써 이걸 8일을 달고 있었고 움직일 때마다 소변줄이 이어진 요도부분이 아프기도 했던 터라 반갑기 그지없다. 그동안 하루 약 6,000mm 이상의 소변을 이 줄을 통해 받아냈다. 소변양을 체크도 해야 하고 양이 너무 많아 수시로 화장실을 가야 하니 소변줄을 끼워서 소변을 봐야 했단다. 안 그러면 30분에 한 번씩 화장실을 가야 하는 상황이 생기기 때문이다.

오늘의 신장 수치는 1.43으로 어제보다 다소 높다. 매일매일 낮아지리라는 기대 때문이었을까 약간 실망스럽기도 하지만 어제는 그제보다 운동량을 많이 늘렸기 때문에 높아지지는 않았는지 좀 더 두고 보자 생각했다. 오늘도 병실 복도 4km 정도 걷는 운동을 해야겠다. 헤모그로핀(빈혈)도 11대로 약간 낮다. 칼륨은 어제 5.4, 오늘은 5.5로 약간 올라갔다. 어제 식사 때 칼륨이 많이 들어있는 포도를 15알 정도 먹었고, 체리를 6알 정도 먹었는데 이것 때문에 칼륨 수치가 높아지진 않았는지 두고 보자.

오늘은 10시 30분에 퇴원교육이 있다. 벌써 퇴원이라니 생각만 해도 가슴 벅차다. 퇴원하면 약은 어떻게 복용하고 면역은 어떻게 관리해야 하는지 가르쳐줄 모양이다. 아침에 주치의 선생님의 회진이 있었지만 언제 퇴원하는지는 안 알려준다. 전체적으로 스케줄을 알고 싶지만 그건 의사영역인가보다. 한 시간 반여에 걸쳐 퇴원교육을 받았고 궁금한 점을 질문하면서 이해했다.

이번에 퇴원하면 일반 사람과 같이 섭생하면서 살아도 된다는 설명이다. 그밖에 음식으로는 생선회, 육회와 같은 날 음식은 균이 있을 수 있기 때문에 당분간 먹지 말라고 하면서 익혀서 먹는 건 괜찮다고 한다. 그리고 라면이나 칼국수 등 밀가루 음식을 먹으면 밀가루 자체에 가스가 나오니 먹으면 안 좋다는 이야기와 면 자체에도 염분을 많이 함유하고 있기 때문에 일반음식보다 더 짜다는 이야기를 하면서 되도록 피하란다.

즉, 짜고 자극적인 음식은 빼고 모두 먹어도 된단다. 돼지기름, 소기름의 섭취는 되도록 피하고 담백한 걸로 즉, 닭고기, 돼지고기의 살코기 부분을 삶아서 먹으라고 한다.

다만, 과일 중에는 유일하게 자몽만은 절대로 안 된다고 강조했다. 자몽엔 면역억제제의 효능을 교란시키는 작용을 할 수 있다는 게 의료진의 설명이다.

그리고 면역억제제를 투약하고 있어서 체내 면역력이 많이 저하되어 있는 상태이므로 다중시설, 특히 밀폐된 사우나, 찜질방 등 사람이 많이 모이는 곳은 절대로 피라고 한다.

교육이 끝나고 점심식사를 하고 있으니 인턴이 들어와서 소변 줄을 빼준단다. 소변줄을 넣을 때 지독하게 아픈 경험을 했고, 뺄 때도 아플 것이라는 상상과는 달리 통증 없이 부드럽게 쑥 빠져나왔다.

이제 내 몸에 붙어 있는 줄은 목에 카테터와 수술부위 핏물을 빼는 호스만 남았다. 그 카테터는 낼 수술실에서 부분 마취하고 뽑아 준단다. 그것도 수술이라도 수술동의서를 쓰라고 가져왔다. 그럼 몸 안에 수술부위 핏물 빼는 호스만 남게 된다.

Goal라인이 저기 보이는 것 같아 오늘은 아주 흡족하다.

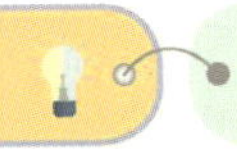

20180601(금) 수술 후 10일 차

검사항목 혈액검사, 면역약 복용 전 채혈검사

오늘은 6월의 첫날이다.

혈중 칼슘이 부족하고 생성이 잘 안된다며 주사 처방을 한다. 간호사가 근육주사라며 엉덩이 주사를 놓는다. 바늘 들어갈 땐 따끔하지만 주사액이 들어갈 땐 쓰라린 아픔이 느껴졌다.

어제는 소변줄을 빼줬고 오늘은 수술부위에 핏물 빼는 줄 2가닥을 뽑고, 목에 넣은 카테터관을 빼기로 했다. 아플까 걱정이 앞서지만 예전에 마취하고 넣었던 것이라 그때보다 더 하겠어하면서 걱정스럽지만 마음을 달래 본다.

드디어 옆구리 쪽에 달려있는 핏물 호스관을 빼러 전문 간호사가 왔다. 이 호스는 수술할 때 복부 수술부위 오른 옆구리에 두 개의 구멍을 뚫고 볼펜심 굵기의 호스를 두 가닥 넣어 놓은 관이다.

이식 부위 안쪽 수술 접합부위에서 흘러나오는 피를 체외로 배출하기 위한 용도라고 한다. 이걸 10일째 달고 다녔는데 매일매일 일정량의 핏물이 나왔고 그 핏물을 받아 양을 체크하는 용도였다.

크기는 작았지만 거추장스러운 핏물 주머니를 수술복 오른쪽에 매달고 다녀야 했다. 그 관은 아마도 수술한 지 얼마 안 되어 살에 고착되어 있지 않았을 것으로 보여 아프지 않을 거라 안심을 시켰다.

그래도 나는 머릿속으로 얼마나 아플지를 상상하면서 참아보자 하는 마음으로 기다렸다. 의료진은 호스를 한 가닥을 손으로 살살 잡아당겨 뽑으면서 나에게 아픈지를 물어 왔지만 아프다는 느낌은 전혀 들지 않았다.

뭔가 몸속에서 빠져나가는 느낌이 들뿐 거의 무감각했다. 두 번째 줄을 잡아당기는 듯 슬슬 시작하려는 건가 상상하는 중에 몸에는 나도 모르게 힘이 들어갔다.

줄이 뽑히는 광경을 눈으로 목격하기가 무서워 다른 곳에 시설을 돌리고 빨리 끝나기를 기다렸는데 어느새 다 뽑았단다. 괜히 겁먹고 있었던 것 같다. 뽑히는 감각도 거의 없었고 통증도 느낄 수 없었던 핏물 호스를 제거하고 나니 마음이 홀가분해졌다.

이번엔 이식 수술 절개부위에 소독을 해 준단다. 걸을 때 수술부위의 가운데 지점에 통증을 느껴진다고 했더니 양손바닥으로 절개 부위 한 가운데로 모으듯 압착했다.

한두 번 짜내듯 눌러보더니 수술 절개 부위에 물이 고였다고 했다. "어.. 그럼 이게 고름이 되는 건가?" 생각이 들었다. 날씨도 점점 더워지기 시작했고 덧나면 안 되는데 싶은 상상을 했다.

수술부위에 있는 피를 가운데로 몰아가더니 주삿바늘을 넣어 물을 빼내겠단다. 다소 걱정도 되었지만 수술 절개 자리에 바늘을 넣어도 아직 감각이 없기 때문에 아프지는 안다고 설명해줬다.

제법 바늘이 큰 주사기를 가져와 꽂아 넣고 흡입하니 액체가 주사기 속으로 빨려 올라왔다. 심각한 양이 아닌 소량이었지만 주사기 1/3 정도를 채웠다. 이것 때문에 수술부위가 아팠구나 싶었다.

일단 피가 고여 있는 수술부위에서 성공적으로 핏물을 빼냈다. 수술부위를 소독 후 벌어지지 않도록 거즈를 붙여 줬다. 빼내고 나니 많이 편안해진 것 같다.

점심식사를 마치고 카테터를 뽑으러 수술실로 가야 한단다. 수술 동의서도 받아간 터라 이것도 수술은 수술이라 살짝 긴장이 되었다. 이송팀의 안내에 따라 수술실로 내려갔다.

수술실에서는 5~6명의 의료진이 수술 준비로 분주하였고 나를 수술대에 눕히더니 혈압계를 채우고 엄지손가락에 집게를 물리고, 허벅지에 손바닥만 한 흡착기를 붙이고는 수술에 들어간다. 맨 먼저 관이 삽입되어 있는 부근 2~3개소에 국부 마취 주사를 했다. 그때마다 "따끔합니다." 하면서 주사기를 찔러 왔다.

관은 심장 주변의 동맥에 꼽혀 있다. 의사는 아프면 참지 말고 말해 달라고 했다. 친절한 건지? 아프면 탈이 나는 건지? 생각하면서 "많이 아프면 말하지 않아도 비명이 나오지 않겠어요" 웃으며 한마디 던지고는 참을 수 있음 참아보자 마음먹었다.

아마도 관이 꼽혀있는 부분을 심하게 움직이면 안 되기 때문에 필요한 조치가 아니었을까? 관을 심은 것이 3주 전의 일이었으므로 아직 살과 관이 서로 착 달라붙어 고착화되어 있지 않기 때문에 쉽게 빠질 것 같다고 했다.

수술 의사가 관을 잡아 댕기는 느낌이 든다. 근데 좀 애를 먹는가 보다. 이리저리 마사지하듯 관 주변을 주물러 움직여 보는 것 같았다. 피부 속에 유격을 만드느라 흔들어 보는 것이겠지 하는 생각이 들었다.

어찌어찌 끙끙거리더니 따끔합니다 하고 경고를 준다. 관을 다 뽑고 그 자리에 실로 꿰매는 작업을 하는 모양이다. 한두 차례 따끔하더니 "이제 끝났습니다." 하며 알려줬다.

수술 도구를 몸에서 걷어내더니 유색으로 몸에 발라놓은 소독약을 닦아낸다. 소독약을 많이 발라놔서 흥건한 소독약을 닦아 내는 건지? 수술 중 피를 많이 흘려서 닦아내는지 볼 수는 없었지만 이렇게 카테터 제거술은 상쾌하고 개운하게 끝났다. 지혈을 위해서 그 부위를 30분간 누르고 있으라고 했다.

나를 병실까지 데려다 줄 이송팀 직원에 인계되어 수술 침대에 눕혀진 채 병실까지 돌아올 수 있었다. 마취가 이제 풀리는 것일까? 수술부위가 조금 쓰라림이 느껴졌다. 그래도 난 참아 내리라. 몸에서 호스를 모두 제거했다는 개운한 마음으로 그 통증을 즐겼다. 수술부위를 모래주머니로 눌러놓고 30분 이상 고정해야 한단다. 이건 지혈을 위해서 일테지.

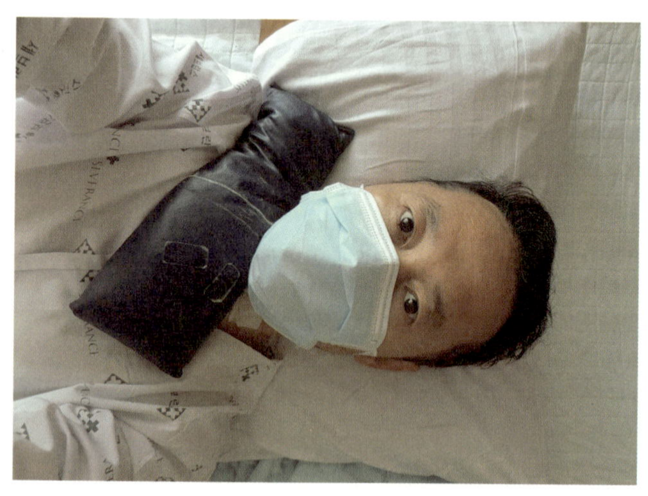

그림 3-3 카테터 제거

한 시간이 지나서 모래주머니를 가슴에서 떼어 냈다. 살짝 아프긴 했지만 정말 개운하고 기분이 좋았다. 의사 선생님이 "벌써 모래주머니 떼셨네요?" 말을 걸어온다. 그랬다고 했고 순간 그분과 기념사진 한 장 남겨 놓고 싶어 졌다.

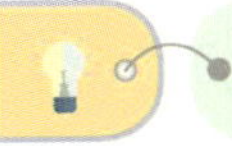

20180602(토) 수술 후 11일 차

검사항목 혈액검사, 소변검사, 혈압, 온도

오늘 내 몸에 아무것도 붙어있지 않은 자유의 몸이다. 어제 카테터 제거를 마지막으로 몸에 붙어 있던 줄을 모두 떼어냈고 그야말로 자유로움 그자체다. 당연히 퇴원 일자도 가까워졌다는 이야기라 날아갈 듯 기쁘다. 이제 머리도 자유로이 감을 수 있고 3층 로비도 오갈 수 있고 계단도 오르내릴 수 있다.

입원한 이래 최초로 계단 오르기를 시도했다. 복도를 그저 20바퀴 4km를 걷는 것으로는 운동량 면에서 별로 도움이 안 되는 듯하고 또 그간 물로 빠져나간 허벅지 근육을 만회하기엔 턱없이 부족하다는 생각이 들었다.

지금 내 다리는 근육이 거의 없어지고 그야말로 젓가락처럼 깡말라 있었다. 두 손으로 허벅지 둘레를 감으면 잡히고도 한참 남을 정도로 다리 근육이 빠져 있다.

입원 전에 자전거와 등산, 골프를 즐겨하던 때와 비교하면 1/2은 족히 빠져나간 것 같다. 수액을 제거한 그제부터 매시 100mm씩, 하루 2,400cc의 수분을 구강 공급하는데 소변으로 4,000cc 이상이 빠져나가는 것이다.

마시는 물과 식사 때 섭취하는 수분을 합해도 초과분 500cc가 더 빠져나가는 계산이다. 이는 근육 포함 체내 수분이 배출되는 거란다. 수술 후 12일째 이런 현상이 계속되고 있다.

다른 점이라면 강제로 수액을 넣고 소변줄을 넣어 하루 6,000cc 이상의 공급하던 것을 이젠 구강으로 즉 스스로 수분을 공급하고 체내에 모아진 수분을 자신의 신장과 방광–요도를 거쳐 소변으로 완전 자력으로 만들고 배출한다는 것이 다른 점이다.

의료진에 따르면 소변이 많이 나오면 좋은 거라고 잘 됐다고 박수를 쳐주지만 이쯤에서 100mm 마시면 정상적으로 100mm 전후만 나와 줬으면 하는 생각이 들었다. 수술한 지 얼마나 됐다고 벌써 여유를 부리고 욕심을 내는지 모르겠다.

혈액검사 수치를 보면 어제 보다 높다. cr 1.55 → 1.60으로 올랐고 매일 0.05~0.1 수준으로 오르는 추세다. 이게 잡혀야 할 텐데. 다행히 빈혈은 정상 범위 내이고 소변에 단백질 검출은 없단다.

과거 소변에서 단백이 기준치를 초과하여 검출되면서 신장에 이상이 있다는 것을 알았고, 신장 기능이 쇠퇴했었다는 것을 생각하면 기쁜 소식이다. 혈압도 정상 수준을 유지하고 있다.

물론 매 식사 후에 먹는 혈압강하제 용량을 많이 늘린 효과라 다소 찜찜하지만 정상범위 근처에서 유지되고 있어 반갑다.

이제 내 몸의 모든 것이 정상을 되찾아가는 것 같아 만족스럽다. 너덜너덜해져 있던 몸에 새로운 생명을 안겨준 아내에게 매일매일 감사하지만 지금도 또 감사하다. 내 아내이지만 그녀는 천사임에 틀림없다.

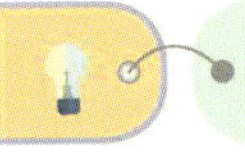

20180603(일) 수술 후 12일 차

검사항목 혈액검사, 소변검사, 혈압, 체온

구분	정상기준(남)	180528	180529	180530	180601	180602	180603
cr(크레아틴)	0.68~1.19	1.45	1.32	1.43	1.61	1.83	1.75
BUN	8.5~22	30.9	31.4	33.2	38.7	39.4	40.5
K(칼륨)	3.9~5.5	5.2	5.4	5.5	5.5	5.6	5.1
기타		수술 후 6	수술 후 7	수술 후 8	수술 후 10	수술 후 11	수술 후 12

지난달 20일(일) 입원했으니 오늘로 정확히 2주일이 되었다.

지금 체중은 63.9kg 수술 전에 비해 15kg 정도가 빠졌다.

수술 전 신장 수치(cr) 11, 칼륨 5.8, 헤모글로빈 6.8으로 엉망이었던 몸이 모두 기준치 근처에서 정상을 찾아가고 있다.

이것은 의술인가? 기적인가? 중환자가 조금은 부족하지만 정상인으로 돌아왔다는 사실에 감사할 다름이다.

수술 전만 해도 수술에 대한 이런저런 두려운 상상과 인터넷 정보로 혼란스러웠고, 수술을 해야 하나? 어디로 잠적해서 조용히 생의 마감을 해야 하나 갈등하던 내가 입원 2주 만에 이렇게 정상인으로 돌아온 것이다.

이것은 내 인생에 있어서 "기적"이라 표현하고 싶다. 신장병으로 식사 한 끼 맘 놓고 제대로 먹을 수 없었던 몸이고 일도 제한적으로 해야 했던 그날들을 상상해보면 기적이란 말이 적당하다.

새벽 4시가 되자 채혈 주사기를 든 간호사가 병실로 찾아왔다. 보면 무섭지만 하지 않을 수 없는 일이니 그녀에게 팔을 맡기고 채혈에 협조한다.

나는 매일 채혈하는 이 시간이 긴장된다고 간호사 선생님에게 말을 걸었다. 그녀도 살짝 미안한 듯 수줍은 듯 미소를 띤다. 채혈이 끝나고 정해진 한마디, 복도로 나와 몸무게 재고 기록해 주세요.

단잠은 자고 있던 어떤 날은 이 "흡혈귀"라는 생각이 들 정도 번거롭게 성가신 일이었지만 어쩔 수 없는 노릇이다. 다행스러운 건 그녀들 모두 주삿바늘을 잘 다루어 진짜 따끔만 하고 아프지 않다는 것이 위안이라면 위안이다. 그도 그럴 것이 내 혈관은 수술을 위해 태어난 사람처럼 팔뚝을 고무줄을 동여매고 근육에 가볍게 힘을 주면 혈관이 불끈 솟아오른다. 어떤 선생님은 혈관이 커서 주먹은 안 쥐어도 될 거라면서 편하다고 한다. 채혈 후 눈을 뜨면 다시 잠들기는 어렵다. 그래서 나는 잠을 청하기보다 그 길로 아침 세수하고 복도를 걷는 아침운동을 하기로 맘먹고 약 4km 정도를 걷는다. 오늘은 일요일이라 특별한 검사나 치료가 없는 날이다.

한편, 옆자리 환자는 투석 12년 끝에 뇌사자의 장기를 기증받아 이번에 이식한 환자로 수술 당일보다 상태가 많이 좋아진 것이 옆 사람인 나에게도 느껴졌다.

그도 생명연장이 절박한 환자이기에 서로 처지가 딱하긴 매한가지라는 동지의식 생긴다.

〈다시 찾아온 위기〉

순조롭게 지내오던 신기능에 문제가 생겼단다.

신장에 염증이 있거나 소변량이 많아서 일시적일 수 있으나 조직검사를 해 보자고 한다.

cr 1.32까지 내려왔고 조금 더 내려가서 1.19 이하가 되면 정상 범위였는데 거기서 멈추거나 하면 좋았을 것이 매일매일 조금씩 올라간다.

수술 환자의 cr은 정상치 1.19 이하가 아닌 기준치가 더 높을 수 있다고 한다. 1.5일 수도 1.7일 수도 있다며 1.19 이하는 자기 신장 2개를 가지고 있는 사람 기준이라고 한다.

1.32에서 1.43로, 1.55로 1.61로 오르다 오늘은 1.83으로 수액을 뗀 후부터 계속 치솟아 오르고 있다. 칼륨도 5.5 → 5.4 → 5.5 → 5.6으로 한계선 5.5를 왔다 갔다 한다.

5.0 이하에서 관리되면 최상이겠으나 이 때문에 오늘은 주사 처방이 나왔다. 링거를 혈관에 주입했다.

그렇게 내일은 이식한 신장의 조직검사를 해 보기로 했다. 나는 갑자기 많이 불안해졌다.

너무 순조롭다 싶었는데 큰 브레이크가 걸린 것이다. 어쩔 수 없는 상황이다. 차제에 문제가 있는 부분은 확실하게 짚고 제대로 치료를 해야 한다.

월요일 퇴원 예정이 수요일 이후로 넘어갔다. 목요일이 될 수도 금요일이 될 수도 있다고 한다. 그 설명에 갑자기 실망과 공포감이 밀려왔지만 잘 견뎌낼 수 있으리라 그러면서도 이 상황이 정말 화가 났다.

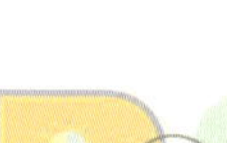

20180604(월) 수술 후 13일 차

검사항목 혈액검사, 소변검사, 혈압, 체온 면역억제제 복용전 혈액검사, 신장조직검사

어제 아픈 주사 항생제 주입과 칼륨억제제 등 처방받고 수치가 각각 약간씩 내려갔다. 체중 63.5Kg, 어제보다 400g이 더 빠졌고 cr 1.75, 칼륨 5.1이라고 한다.

그래도 새로 이식한 신장의 조직검사를 해 봐야 한다고 한다. 잘하면 이식한 신장 쪽 복부에 한 번 또는 최대 4회까지 신장의 한 부분이 아닌 사방에 바늘을 넣어 조직검사를 하자고 한다. 생살을 바늘이 뚫고 들어간다 생각하니 상상만으로도 끔찍했다.

바늘은 한 번만 넣자고 말하고 싶었지만, 대신 왜 4번씩이나 해야 하냐고 따지듯 물었다. 이식한 신장의 한쪽 부분만 보는 게 아니라 전체적으로 봐야 한다고 한다. 조직검사를 위해서 8시부터 물도 점심식사도 금식이라고 했다.

걱정스럽지만 문제가 있으면 확실히 짚고 넘어가야 하는 게 맞긴 한데 정말 긴장되는 일이다.

긴장을 한 탓일까? 오늘따라 맘에 안 들고 거슬리는 일들이 눈에 들어온다. 초음파 및 조직검사를 위해 링거를 꽂았는데 주삿바늘이 틀어져 수액이 제대로 들어가지 않는다. 테이프를 떼어보니 플라스틱 바늘이 휘어져있다. 바늘이 혈관과 같은 방향으로 향하게 해서 테이프를 붙여야 하고 바늘 높이도 혈관과 같아야 하는데 테이프를 붙이면서 너무 눌러놔서 피부보다 연결된 바늘이 위로 들려 튀어나온 듯 단차가 생겼다. 덕분에 주삿바늘이 꼽혀있던 자리에서 3센티 정도 주변이 약간 부어올라 있었다.

교대한 간호사가 이를 발견하고 바늘을 제거한다. 그리고 다른 혈관을 찾아 다시 바늘을 꽂는다. 이번 역시 테이프를 너무 타이트하게 눌러 붙이려 한다. 그래서 한마디 했다. "바늘 방향 맞추고 높이도 이렇게 맞춰서 테이프를 붙여주세요." 하고 핀잔을 했다.

첫 번째 실패에 대한 불만이 입 밖으로 나온 것 같다. 게다가 방금 전 소독하러 온 간호사는 내가 통화 중이라고 다른 방에 갔다 돌아온다고 하더니 한 시간 째 함흥차사다.

삼십 초만 기다리면 될 것을 그냥 돌아가더니 이렇다 저렇다 말도 없이 돌아오지 않는 것은 무관심과 불친절처럼 느껴졌다.

지금까지 예정된 시간에 맞춰 방문한 적이 없었던 같기도 하고 오늘 퇴원하려다 신장 수치가 올라가 퇴원을 연기한 데다 조직검사를 추가하며 긴장하고 있는 환자를 전혀 배려하지 않는 것 같이 느껴지기도 했다. 긴장의 초음파 + 조직검사를 위해 검사실로 옮겨졌다.

예전에 신장 병명 확인을 위해 대학병원에서 조직검사를 해본 적이 있었다. 그때는 신장병에 대해 아무것도 모르던 시절이었는데 신장에 바늘을 넣어 조직을 떼어내 정밀검사를 해 봐야 정확한 상태를 알 수 있고 처방을 할 수 있다는 의사 선생님의 설명이었다.

그때는 등 뒤쪽 아래에다 굵은 바늘을 넣어 신장의 아랫부분 조직을 떼어냈던 기억이 떠오른다. 떼어낸 신장 조직을 드라이아이스로 싸서 정밀 검사를 위하여 서울대병원으로 보냈던 기억이 있다.

그때를 상상하니 다시 한번 등골이 오싹한다. 그때는 조직 부분 적출 후 약 6시간 정도를 수술부위에 모래주머니를 받히고 꼼짝없이 병상에 누워 있었다. 심지어 누워있는 상태에서 소변을 받아내야 했던 기억이 있다. 의사가 국소 마취하고, 3~4차례 새 신장이 들어있는 배에 바늘을 넣어 조직을 떼어낸다는 설명을 들으니 소름이 돋는다. 수술 침대에 누워서 초음파로 이식한 신장의 위치를 정확히 확인하고 3차례에 걸쳐 넓게 소독을 한다. 조직을 적출할 의사가 오기까지 30분 이상을 기다렸을까?

기다리는 시간이 지날수록 이상한 상상을 하게 된다. 소독했으면 바로 와서 조직검사를 할 것이지 점점 불안과 화가 차오르는 듯하다. 참자. 조직검사를 할 의사가 왔다.

"따끔합니다." 하면서 국소 마취를 하더니 다시 "조금 불편합니다." 한다. 이제 조직검사를 위한 바늘을 넣을 모양이다. "뿌욱~ 뿍 착칵" 소리를 내면서 배를 관통하여 신장 조직을 떼어내는 듯하다. 이식한 신장은 배꼽 오른쪽에 있어서 천정을 보고 누운 채로 옆에서 진행했다. 이식한 지 얼마 안 된 신장이지만 어느새 내 살처럼 신장이 따끔하다. "뿌욱 뿍~" 소리가 귀에 느껴진다. 바늘이 내 배를 뚫고 들어가는 소리가 몸으로 전해져 들린다. 이젠 끝났나 싶은데 또 "따끔합니다." 한다. 어! 한 번이 아닌가?

이렇게 세 번을 하더니 "끝났습니다." 한다. 휴~~ "이젠 끝났구나." 하는 안도의 한숨이 나온다. 아팠다기보다는 배에 구멍을 낸다고 하니 막연한 공포감이었다고 하는 게 정확한 표현일 듯하다.

바늘이 들어간 부위를 소독하고 눌러서 지혈을 한다. 한 5분쯤 지났을까? 피부지혈은 다 됐지만 뱃속의 신장 쪽은 지혈이 안됐으므로 모래주머니를 누르고 꼼짝 말고 6시간을 누운 자세로 있으란다. 이게 더 고역인데. 하지만 어쩌랴.

누나가 왔다. 그는 전문가답게 "이왕 이렇게 된 거 검사 다하고 확실히 해서 가자."라고 한다. "집에 갔다가 수치가 높아져서 다시 입원하는 것보다 낫지 않은가." 하면서 달래는데 맞는 말이다. 맞는 말인 줄 이해는 하면서도 받아들이기란 쉽지는 않은 것 같다. 치료에 최선을 다했고 경과도 다 좋다고 해서 철석같이 믿고 퇴원 날짜를 고대하고 있었는데….

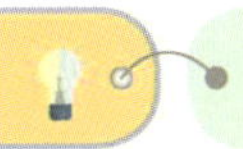

20180605(화) 수술 후 14일 차

검사항목 cr 1.8 소변 24시간, 소변, 혈압, 체열, 체중

소변 24시간 분을 새벽 4시까지 모아야 한다. 어제 간호사는 분명 3시까지라 했는데 오늘 간호사는 4시까지 란다.

그럼 2시에 물 먹고 4시에 물 먹으면 되는데 3시에 일어날 필요가 없었는데. 참나.

잠깐 잠이 들었던 것 같다. 옆에 환자는 코를 참 지겹게도 곤다. 빨리 나가야지 나에겐 저게 더 스트레스처럼 느껴졌다. 체중은 63.2kg 어제보다 300g이 더 빠졌다.

오늘 하루는 긴장의 하루가 될 것 같다. 조직검사 결과가 나쁘지 않고 혈액검사 결과도 좋으면 내일이라도 퇴원할 수도 있을 것 같은데, 너무 오래 있었고 일단 여기서 나가고 싶다.

매일 반복되는 일상과 스트레스에서 잠시 떨어져 있어 보자. 오늘은 검사없이 그냥 결과만 기다리는 하루가 될 것 같다.

이식 수술부위 소독과 바늘(철심) 50% 제거가 예정돼 있지만 그 전문 간호사가 잊지는 않고 제시간에 와서 제거해 줄라나?

어제도 아픈 느낌을 호소하니 잘라진 수술부위에서 주사기로 40ml 정도 물을 뽑아냈다. 비정상인 것 같은데 별거 아니란다. 별거 아니면 내가 말하기 전에 알아서 뽑아내고 별거 아니라고 하던가? 하는 생각이 들었다.

아파서 눌러보니 물이 고인 것 같다고 2번이나 그렇게 됐지 않은가. 여하튼 오늘도 파이팅이다.

주치의 선생님이 회진을 왔다. 오늘 조직검사 결과를 받아봐야 알겠지만 최소 3~4일 입원이 더 필요하단다. 원한다면 다인실을 주겠다고 한다. 일단 결과를 보고 다인실 여부를 결정하기로 했다.

그리고 지금 상태는 면역억제제를 강하게 처방해서 그런 것 같다고도 한다. 면역억제제를 조금 낮춰서 추이를 보자고 했다.

수술부위 봉합시 실로 꿰매지 않고 스테이플러 같은 걸로 찍어서 봉합하고 사이사이 반창고를 붙여서 수술부위가 벌어지지 않게 했다. 이것이 신공법(의술)인가 싶다.

조직검사 후 검사결과를 설명해 줬다. 검사한 조직에서는 사구체 80% 망가졌단다. 사구체 혈관이 막혀 있다고 한다. 이것이 혈전으로 막힌 것인지 세포의 공격에 의한 거부반응인지 확실하지 않으며 지난번 스테로이드제를 썼을 때 반응을 보였기 때문에 오늘 낼 써보고 변화 추이를 보자고 했다.

상황에 따라서는 몸에 관을 연결해서 투석을 해야 할 수도 있다고 한다. 설명하니 듣기는 했지만 결과가 충격적이다.

지금까지 경과가 너무나 좋아서 바로 퇴원할 것처럼 생각하고 있다가 새로 이식한 신장조직이 망가졌다니 이게 가능한 일인가?

이식한 지 얼마나 됐다고 망가졌다고 설명을 할 수 있는 것인가?

갑자기 아이들이 보고 싶어졌다. 앞으로 나는 어떻게 되는 것일까? 사구체가 막혔다는 것은 신장 기능을 못 한다는 것인데 막힌 부분을 뚫을 수 있는 방법은 있는 걸까? 없는 걸까?

일단 스테로이드제 처방을 받아 링거를 맞았으니 낼 아침 혈액검사 결과를 봐야 할 것 같다.

의사가 설명하는 추측 가능한 이야기는

1) 대동맥에서 신장으로 이어진 혈관 Input 1줄기가 있고

2) 신장에서 거른 깨끗한 피를 대정맥으로 다시 돌려보내는 관 1줄기

3) 걸러진 소변(노폐물)을 방광으로 내보내는 Output 1줄기 이렇게 각각 3줄기가 있는데, 기증자의 신장에는 혈액을 공급하는 Input 3줄기가 있었다는 것이다. 보통은 Input 즉, 대동맥 혈관에서 신장으로 이어지는 혈관이 1개가 있지만 어떤 사람은 2줄기가 있는 경우도 있으나 아내(기증자)의 신장에는 3줄기가 있었다는 것이다.

첫째 메인 관이 하나 있었고, 둘째 메인 관보다는 조금 가는 서브관이 하나 있었고, 세 번째는 아주 얇은 관이 하나 더 있었는데 이 세번째 얇은 관은 거의 기능을 못하는 관으로 판단되어 하나는 동맥에 잇지 않았다고 한다.

그 얇은 관에 연결된 이식신장 부분은 피를 공급받지 못하기 때문에 그 부분에 괴사가 일어났을 가능성이 있고, 1차 조직검사시 채취한 조직 샘플이 혈액을 공급받지 못한 그 부분이었을 거라는 추측이 가능하단다.

그래서 더 정확히 확인하기 위해서 이식된 신장을 초음파 검사로 동맥에서 새 신장으로 혈액이 잘 유입되고 있는지와 유입량은 적당한지를 확인해야 명확하게 진단을 할 수 있다고 한다.

그 결과에 따라 앞으로 어떻게 치료를 할 것인지 처방이 가능하단다.

어쨌든 이식 수술은 잘 되었으나 혈액 유입의 문제인지, 면역의 문제인지, 어떤 문제이던 환자인 나로서는 혼란스럽고 걱정스럽다.

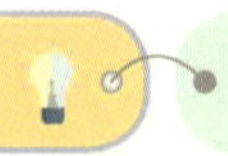

20180606(수) 수술 후 15일 차 / 현충일 휴무

검사항목 혈액검사, 혈압, 소변, 체온, 항생제주사, 혈관확장주사

구분	정상기준(남)	180601	180602	180603	180604	180605	180606
cr(크레아틴)	0.68~1.19	1.61	1.83	1.75	1.88	1.87	1.71
BUN	8.5~22	38.7	39.4	40.5	42.3	40.7	38.0
K(칼륨)	3.9~5.5	5.5	5.6	5.1	5.1	5.1	5.2
기타		수술 후 10	수술 후 11	수술 후 12	수술 후 13	수술 후 14	수술 후 15

신장 조직 검사한 결과 샘플의 80%가 혈전으로 막혀있다고 함.

오늘도 스테로이드제와 혈관 확장 주사를 하자고 한다. 내일은 혈장교환 투석을 해야 하니 목에 관(카테터)을 다시 삽입하고 혈액 투석하듯이 혈장교환을 하겠다고 한다. 치료가 되느냐고 물었더니 "고칠 수 있다고 생각한다."가 전공의 설명이다.

끝난 줄 알았는데 끝날 때까지 끝난 게 아니구나. 목에 관(카테터)을 넣기 위해 또 수술실로 들어가야 한다. 이번이 수술실행 네 번째인 것 같다. 수술 치고는 간단한 수술이겠으나 나중에 빼내기도 해야 하니 이미 경험한 나로서는 모든 게 부담스럽다.

그래도 고칠 수 있다는 말이 조금이나마 위안이 된다. 뭐 최선을 다하겠다는 이야기겠으나 희망적인 이야기일 것이고, 그래서 그런지 오늘은 의사의 표정이 어제보다 밝아 보였다.

자신감이 생겼나? 아님 치료의 방향이 잡혔으니 확신을 가지고 있나? 수술 주치의가 학회를 간다고 하더니 대리 의사가 회진을 왔다. 주치의는 학회도 미국으로 갔다고 하던데 하필이면 상황이 이럴 때...

아직 정확히 결정된 게 아닌듯한 뉘앙스라 낼 삽관 시술을 하게 되는지 오락가락한다. 다시 한번 더 정확히 물었다. 관 삽입을 하고 4~5차례 정도 혈장교환 투석을 해야 한다.

과거의 케이스로 대부분의 경우 치료가 된다고 한다. 그래도 입원해 있는 지금 발견되었으니 다행이지 나가서 발견되어 일주일 후 다시 입원하는 사례도 적잖이 발생한다고 했다. 좋게 생각해서 완전히 치료하고 나갈 수 있는 것은 차라리 잘 된 일이다 생각하자.

학회에 간 주치의가 이 사실을 알고 있냐고 물었더니 수시로 보고하고 있으므로 알고 있다고 했다.

지난 금요일 보고 학회 가서 5일째 못 만났다. 내게는 정말 중요한 이때 자리를 비웠으니 살짝 불만스럽기도 하고 걱정도 된다. 오늘도 항생제 주사와 면역억제제 링거와 위장약 링거를 맞았다.

이것으로 오늘의 치료는 모두 끝난 듯하다. 지금은 밤 10시. 위장약과 니스타틴을 치아에 코팅하고 자자. 앞으로 어떻게 될는지는 아직 안갯속이다.

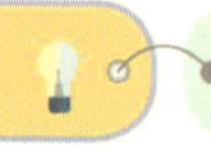

20180607(목) 수술 후 16일 차

검사항목

혈액검사, 소변검사, 혈압, 체온, 카테터시술, 혈장교환, 초음파검사, 거부반응, 면역억제제, 항생제주사, 위장약

오늘은 카테터 삽관 시술을 하기로 한 날이다. 다시 목으로 관을 넣고 심장근처의 동맥에 관을 삽입하여 밖으로 연결하는 비교적 간단한 수술이다. 목 아래 쇄골 부위 일부를 1cm 정도 두 군데 절개도 하고, 관을 삽입한 후 세 바늘 꿰맨 적 있는 간단한 수술이었지만 보기에 따라서는 심장과 가까운 동맥으로 연결되기에 자칫 위험한 수술이기도 하다.

이 관을 통해서 혈장교환을 하자고 한다. 대동맥에서 혈액을 뽑아 기계에 연결하여 혈액 내 항체를 걸러내고 걸러진 혈액을 다시 몸속으로 되돌리는 과정이다. 관을 만들어서 그 관을 통해서 상당량의 혈액을 고속으로 거른다. 병행해서 면역억제제를 링거 2회, 투약 2회를 한다고 한다. 그리고 항생제 주사 2회, 위장 보호제 링거를 동시에 투여한다.

여기까지가 오늘 일정일 거라 생각하지만 회진 때 구체적으로 들어보자. 일단 목 삽관을 위해 수술실까지 갔다가 다시 돌아가란다. 아마도 어제 크레아틴 수치가 1.71까지 떨어진 영양인 것 같은데 거부반응인지? 혈관 문제인지? 초음파를 보고 정확하게 결정해서 삽관하게 되면 오후에 하자고 한다. 오늘 추이를 보면 거부반응 기미도 있지만 이식한 신장으로 들어가는 혈관 문제로 보이기도 해 조금 더 정확하게 상태를 파악하기 위해 초음파 검사를 해서 확신을 가지고 혈장교환을 할 것인지 결정하겠다는 것이 주치의 대리 교수의 설명이다.

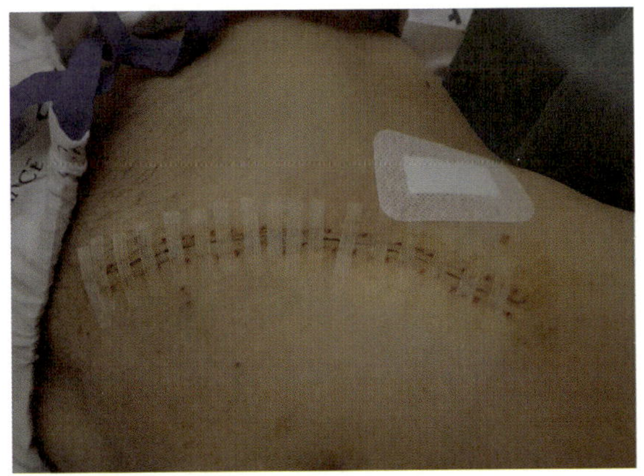

┃그림 3-4┃ 수술부위 바늘 제거

그 사이 이식 수술 부위 소독을 위해서 전문 간호사가 방문했다. 수술 자국 소독을 먼저 한 후 양손으로 눌러 가운데로 모아 수술 자리에 물이 고였는지 확인한다. 다행히 물이 고였다는 소견은 없었다. 수술부위에 박혀있는 스테이플러 알을 뽑아낸다. 하나 건너 하나씩 빼내는 걸 보면 반쯤은 남겨놓을 생각인가 보다. 반쯤 뽑아내더니 수술부위가 벌어지지 않을 것 같다며 마저 다 뽑아낸다. 따금 한 정도만 느껴질 뿐 통증은 없었다.

참 의료기술 좋아졌다. 옛날 같으면 수술부위를 바늘로 꿰맷다가 실밥을 자르고 뽑아냈는데, 여기서는 스테이플러 같은 걸로 군데군데 집어 놓고 사이사이 테이프로 고정시켜 놨다.

스테이플러를 뽑아낸 후에도 한동안 테이프를 붙여 수술부위가 벌어지지 않도록 하고 있어서 수술 후에도 상처부위가 지렁이가 아닌 가느다란 칼자국만 남았다.

소독 후 초음파 검사를 가자고 한다. 다시 긴장의 시간이다. 14시 예약이므로 13시 30분에 데리러 올 테니 자리에 있으라고 했다.

드디어 긴장의 초음파 검사.

초음파 검사에는 전공의가 입회하여 영상을 보며 초음파 전문의에게 이런저런 설명을 듣고 묻기를 반복한다. 혈관에서 이식한 신장으로 이어진 혈관은 잘 보이고, 이어진 관으로 혈류가 잘 흘러 들어가고 있다는 이야기를 한다.

동맥에서 신장으로 이어진 관 두 가닥에서 혈류가 흘러 들어가는 것이 다 보인단다. 그럼 이식한 신장으로 연결된 혈관 통로엔 문제없다는 이야기고 신장 내 괴사가 문제인데 신장을 공격하는 항체를 제거하기로 결정한 모양이다. 전공의는 초음파 검사실에서 카테터 삽관 수술방으로 수술 침대를 서툰 솜씨로 직접 밀어 이동한다. 여자의 몸으로 힘이 많이 부쳐 보인다. 얼굴엔 약간의 땀도 보인다.

그렇게 도착한 삽관 수술방. 수술방에서 그쪽 직원들과 뭔가 이야기를 한다. 이 환자는 다음 스케줄 때문에 바로 삽관해 달라고 부탁하고 있었다. 그러나 지금 수술실은 빈방도 없고 의사도 없는 걸 어떻게 하냐면서 옥신각신하는 하더니, 급기야 “지금 수술하고 있는 다른 환자 빼고 넣으란 말이냐?” 하면서 다소 거친 설전이 이어졌다. 오전에 예약이 되어 있었는데 앞에 초음파 검사 스케줄 지연 때문에 이렇게 되었다며 사정 이야기를 하고, 오늘 중 혈장교환 약 2시간 반 걸리는 치료까지 마치려면 서둘러야 한다고 수술실에 사정하면서 연신 죄송하다며 조르고 있었다.

환자인 나도 옆에서 전공의 선생님에게 조금 미안해졌다. 결국 수술실 방이 비는 대로 먼저 삽관해 주기로 합의를 본 모양이다. 수술방에서 환자가 나오자마자 그 수술 방으로 나를 먼저 밀고 들어갔다. 담당 전공의가 얼마나 속이 탔는지 수술방에 같이 들어가 도와줄 일

있으면 자신도 수술을 돕겠다고 자청을 했다. 3시까지는 혈장방으로 가야 한다는 얘기도 빼놓지 않는다.

혈장교환도 시간 예약이 잡혀있는 터라 그렇게 서두는 것 같았다. 그 수술방 팀들은 준비만 끝나면 실제 수술은 10분 정도밖에 안 걸린다고 하면서 전공의 도움을 사양했다. 삽관할 부위를 여러 번 소독하고 수술천으로 덮고 수술 준비에 부산하다.

이윽고 의사가 들어오더니 수술부위를 표시하는 모양이다. "마취합니다." "따끔해요." 하더니 3~4개소에 마취약을 넣는다. 아픈 느낌이 왔다. 그렇게 관이 피부 속을 관통(삽관)할 때 약간 아프기도 했지만 순식간에 끝이 났다.

혈장교환 방에 도착한 시간이 3시 10분쯤 되어 많이 늦지 않은 게 다행이다.

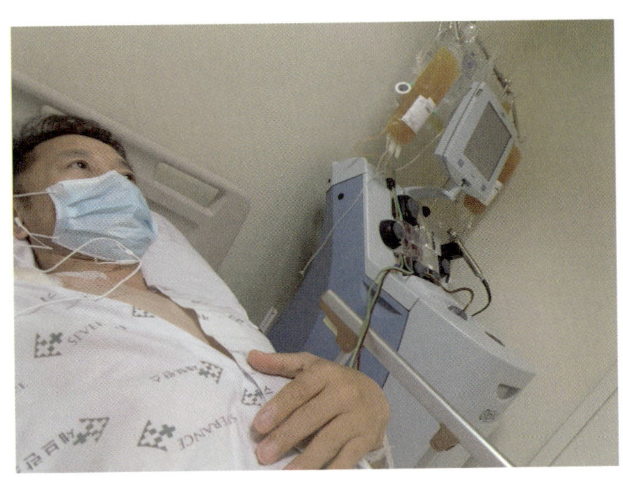

| 그림 3-5 | 혈장교환

혈장실에서는 새로 넣은 관을 확인하더니 혈장교환 기계와 연결한다. 기계를 돌리니 상당한 소음과 진동이 느껴졌다. 얼마나 지났을까? 손발바닥에 저림 증상이 느껴져 담당 의사에게 말했다. 그 담엔 갑자기 발바닥부터 머리까지 전신에 가려움증이 느껴졌다. 혈장이라는 게 이런 건가? 가려움증을 호소하니 약물을 투입한다. 좀 나아졌나. 그러나 얼굴까지 가려웠다. 빨갛게 반점이 피어오른 듯하다. 그렇게 아주 불편한 2시간 30분을 무사히 마치긴 했으나 혈장 기계 진동은 상당했고, 그 진동이 바로 옆 침대까지 울려서 그런지 혈장이 끝난 지금도 몸이 흔들리는 것 같은 느낌이 든다. 그렇게 혈장을 무사히 마치고 이송 직원의 도움으로 병실로 돌아왔다.

혈장교환술로 이식된 새 신장을 공격하는 항체를 걸러 냈다고 한다. 그러나 걸러내면 보상심리로 몸 안에서는 항체 보완을 위해 빼앗긴 항체의 양보다 두 배로 더 많은 항체를 만들어 내려고 작업을 한다고 설명했다. 그래서 새 신장과 어울릴 수 있는 착한 항체를 넣어준단다. 이식된 신장을 공격하는 항체를 만들지 못하도록 하기 위해 혈장교환과 착한 항체를 투입하는 작업을 약 4~5회 정도 진행하자고 한다. 착한 항체는 작은 링거팩 5개를 목에 연결한 카테터에 연결해 주입했다. 얼마쯤 지났을까? 금방 다 들어가고 빈병을 교체하여 5병을 다 맞았다. 5병이란 숫자는 환자의 몸무게에 따라 결정되는 양이라고 했다. 어제 맞던 면역억제제가 들어가고 위장약이 같이 들어가고 오늘은 그런 치료를 받았다.

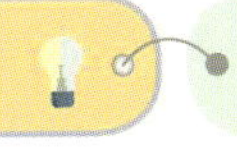

20180608(금) 수술 후 17일 차

검사항목 혈액검사, 소변, 혈압 81-140

구분	정상기준(남)	180603	180604	180605	180606	180607	180608
cr(크레아틴)	0.68~1.19	1.75	1.88	1.87	1.71	1.76	1.40
BUN	8.5~22	40.5	42.3	40.7	38.0	35.6	29.6
K(칼륨)	3.9~5.5	5.1	5.1	5.1	5.2	4.6	4.4
기타		수술 후 12	수술 후 13	수술 후 14	수술 후 15	혈장 교환1	혈장 교환2

오늘은 아침부터 대변 느낌이 온다. 어제저녁 때부터 느낌이 있었지만 먹는 약 때문인지 나오질 않는다. 변 끝에 핏줄기가 한 줄 보였고 마지막엔 적잖이 피가 나왔다. 민망하지만 혹시 모를 일이라 간호사에게 보여줬고 간호사는 치질로 의심했으나 사진 찍어서 의사에게 보고하겠단다.

아마도 변비로 인해 변이 굵어지면서 항문이 찢어져 출혈이 생긴 모양이란다. 수술 후에 대변 양이 많아지고 굵어졌다. 먹는 약을 의심해 볼 수 있는데 약속에는 위 보호제, 칼슘, 비타민, 변비약에 치질약까지 먹는 종류만 10가지에 달한다.

오늘도 2.5시간의 혈장교환과 그 치료 후 항체 주입, 항체(리브감마)억제제 투여, 칼슘 및 위장약 등 어제와 같은 패턴이 치료가 예정돼있다. 어제 치료가 효과 있어야 하는데 결과가 궁금하지만 결과는 8시쯤에야 의사를 통해서 알 수 있을 것이니 기다려 보자. 의사가 와서 설명은 있었으나 큰 변화는 없었다. 예정된 혈장교환을 다 해보고 판단하는 게 맞을 것 같다.

항체 거부반응이란 내 몸에서 가지고 있는 항체가 새로 이식한 새 신장을 공격하는 현상이란다. 혹은 항체 거부반응이 아니라 다른 종의 항체가 생겼을 수도 있다고 한다.

그렇게 오늘도 혈장교환 및 여러 가지 수액을 맞고 하루를 보냈다. 치료를 했다고는 하나 그 결과가 어떨지는 내일 아침 혈액검사 결과를 통해서만 알 수 있다. 결국 이 치료는 시간과의 싸움인 것 같다. 혈장교환을 하고 혈액검사로 결과를 확인하는 패턴이라는 생각이 든다. 어쨌든 치료와 검사를 해야 하고 좋은 결과가 나오지 않으면 병원에서 나갈 수 없다는 것은 확실한 것 같다. 이왕 이렇게 된 거 확실히 치료를 하고 가는 걸로 보상을 받자.

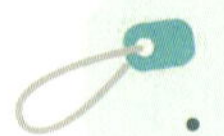

- 리브감마 : 몸에서 항체가 만들어지지 않게 하는 링거제.
- 혈장교환 : 환자의 혈액 안에 있는 질병을 유발하는 병적인 성분을 혈액성분 채집기를 이용하여 분리하여 제거한 뒤, 제거한 혈장의 양만큼 신선동결혈장이나 알부민을 보충. 혈액의 성분 중 액체 성분인 혈장 안에 있는 자가면역항체, 면역 복합체, 독성 물질 등을 제거함과 동시에 새로운 혈장단백을 보충하는 것.

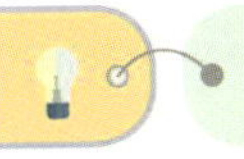

20180609(토) 수술 후 18일 차

검사항목 혈액검사, 혈압 105-140, 체온 36.5, 체중 64.1 항생제주사

검사 결과가 나왔다. 크레아틴이 많이 내렸다. 역시 항체 거부반응이었나 보다. 혈장교환을 통해서 체내 항체를 걸러내고 새로운 항체(인체에서 채취한 알부민과 비슷)를 투여한 것이 효과가 있었는가 보다.

혈장교환은 체내 항체를 걸러내고 새로운 항체를 투입해서 항체를 잡아먹게 하는 개념인 것 같다. 그 후에 체내에 소멸된 항체가 다시 만들어지지 못하게 하는 약물(리브감마)을 투입하는 치료를 한다고 이해하면 될 듯하다.

그 치료가 체내 항체 생성을 떨어트리는 면역억제제라나.

칼륨은 4.0대이지만 나의 경우 3.5~4.0 사이를 유지했으면 좋겠다고 하면서 담당의사는 이번 치료의 목표를 4.0 이하로 잡고 있다고 했다. 수치가 더 떨어져야 칼륨억제제 약을 안 먹었을 때도 정상범위 안으로 들어올 거라는 예상이다.

그리고 아침저녁으로 항생제를 맞는다. 이대로라면 한두 번 더 혈장교환 치료를 하면 정상으로 돌아오리라는 기대감에 희망이 생긴다.

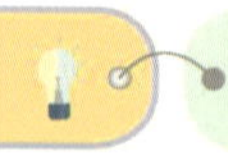

20180611(월) 수술 후 20일 차

검사항목 혈액검사. 소변검사, 혈압 102-132, 체온정상

오늘은 3차 혈장교환 치료가 예정되어 있다. 오늘부터는 혈장을 알부민 혈장으로 한다고 했다. 어제까지 혈장교환을 2회 했지만 몸에 가려움증과 두드러기 증상이 나타나는 등 증상이 있었기 때문에 알부민 혈장으로 바꾸는 모양이다. 지난 금요일 치료는 그 전날보다 cr 수치가 조금 더 올랐었는데 이틀 쉰 결과는 어떻게 좋게 나올지 궁금해진다. 1.57로 조금 올랐다. 하루 이틀 치료 안 하고 그냥 쉬었다고 올라갔으려나? 칼륨 잡혔고 cr만 정상 수치에 들어서서 안정되면 치료를 끝내고 퇴원도 가능할 텐데. 혈장교환 후 수치가 내려가는 걸 보면 혈장교환이 분명 효과가 있기는 있는 것 같다. 혈장교환이 적어도 4~5회라고 했으니 적어도 내일까지는 혈장교환을 피할 수 없을 것 같다.

오늘 혈장교환을 하고 수치가 좋아진다면 그리고 내일도 혈장교환으로 그 수치가 안정권에서 유지가 된다면 최상이겠다 싶다. 주말에 주입했던 체내 항체 억제 약물은 효과가 없었나 보다. 조금씩 수치가 올라가는 걸 보면 역작용인가? 하는 생각이 든다. 아님 그것도 일종의 바닥 다지기인가? 혈장교환을 했을 때만 유일하게 수치가 내려가는 상황이다.

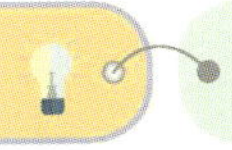

20180612(화) 수술 후 21일 차

검사항목 혈액검사, 소변, 혈압, 체온

구분	정상기준(남)	180607	180608	180609	180610	180611	180612
cr(크레아틴)	0.68~1.19	1.76	1.40	1.51	1.57	1.41	1.46
BUN	8.5~22	35.6	29.6	24.8	27.2	26.7	25.6
K(칼륨)	3.9~5.5	4.6	4.4	3.9	4.3	4.0	4.2
기타		혈장 교환 1	혈장 교환 2	혈장 휴무	혈장 휴무	알부민 1	알부민 2

어제 약간의 비가 내려서인지 날씨도 좋고 공기도 좋아 보인다.

아침 혈액검사 결과가 무척 궁금하다. 어제 소변에 진한 피오줌은 무슨 의미인가? 오늘도 혈장교환을 하겠단다.

어제까지 가렵고 붉은 반점과 두드러기가 일어났기 때문에 오늘도 알부민 혈장교환을 하기로 했단다. 뭐가 다른지는 모르지만 어쨌든 동의한다는 사인을 해서 제출했다. 그것도 수술이라고 이식 수술처럼 매 치료 시마다 수술동의서를 받고 하는 것이라며 어제까지 4번의 동의서를 제출했다.

어제 원무과에 알아본 바로는 현재까지 혈장으로 혈액 38개를 맞았단다. 이것은 헌혈증이 있으면 대체가 가능하며 개인이 헌혈해서 가지고 있는 헌혈증 한 장은 금전으로 대략 5,800원이라고 한다. 즉 치료비에서 헌혈증 1개당 5,800원을 감해 준다고 했다.

헌혈이라는 것을 돈으로 바꾸기 위해 하는 것은 아니겠지만 이 금액을 알면 헌혈을 하겠다고 선 듯 나서는 사람은 별로 없을 것 같다는 생각이 들었다.

헌혈하라고 떠들지만 말고 이럴 때 많이 도움이 될 수 있도록 50,000원 정도는 해야 되지 않겠는가 하는 생각이 들었다. 그 헌혈증도 사실은 아내가 지금까지 헌혈한 25장과 아들이 헌혈한 2장을 합쳐 27장을 가지고 있었다.

금액으로 치자면 전부 해봐야 145,000원 밖에 안 되지만 아내와 아들의 피값이자 소중한 헌혈증이다. 헌혈증 한 장에 5,800원. 아내는 약 14만 원 대체할 수 있었다기보다는 자기가 가지고 있는 헌혈증을 한번 써보고 싶었다며 미소를 지었다.

나는 지금까지 헌혈을 딱 한 번밖에 못했다. 헌혈을 하려고 수차례 헌혈차에 올라보기도 했지만 30대부터 혈압약을 먹고 있다고 이야기하면 헌혈을 할 수 없다며 헌혈차에서 받아주질 않았다.

지금은 그 헌혈증이 어디에 있는지도 알 수 없지만 한 번도 쓴 적이 없으므로 딱 한 장 어딘가에 가지고 있는 헌혈증, 집에 가면 꼭 찾아봐야겠다.

큰 애는 올해 스무 살로 대학교 1학년인데 그래도 대단하다는 생각이 든다. 우리나라에는 혈액이 많이 모자라고 특히나 젊은 세대 인구가 자연감소로 혈액이 많이 부족하다고 한다.

그래서 헌혈 연령을 중년층까지 넓혀 헌혈을 권장하고 있고 지금보다 늘리지 않으면 혈액부족의 우리나라에 혈액 재난이 올 꺼라는 신문기사를 본 적이 있다. 아들은 엄마 따라 처음으로 헌혈하러 가서 헌혈하다 쓰러졌다는 이야기를 들은 적이 있다.

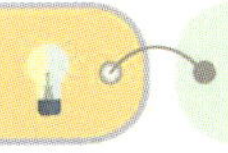

20180613(수) 수술 후 22일 차(지방선거 휴일)

검사항목 혈액검사, 혈압, 소변, 체온

오늘은 전국 지방선거가 있는 날이다.

1번이 압승일 거라고 보도가 나오던데, 선거운동으로 시끄러웠던 온 동네가 이제 평상을 찾고 조용해지는 날이기도 하다.

검사 결과 크레아틴이 어제보다 약간 높다. 어제의 알부민 투석이 별로였나? 외출 후유증으로 몸의 움직임이 많아져서 조금 나빠진 건가? 생각해 보았다.

처음에 혈장교환 치료가 3~4일 차의 알부민 혈장보다 몸은 힘들었지만 결과는 더 나았던 것 같다.

칼륨도 약간 높다. 생각해 보니 어제 먹은 참외가 생각난다. 참외엔 칼륨이 많지만 그 정도 못 거를까 하는 시험도 했다. 그럼 나의 정상 수치는 얼마로 봐야 하는가? cr 1.5 내외?

수요일 알부민 투석을 할 것인지 안 할 건지, 퇴원하게 될 것인지? 퇴원 못 할 건지? 알려준다고 했던 것 같은데 알 수가 없다.

내일도 혈장교환을 알부민으로 할 것 같다. 간호사가 와서 내일도 혈장교환이 잡혀있다고 수술동의서에 사인을 받아 갔다. 의사는 설명이 없어도 의료진끼리 공유는 하는가 보다.

20180614(목) 수술 후 23일 차

검사항목 혈액검사, 소변검사, 체온, 혈압

오늘도 혈장교환 치료를 하자고 한다.

당초 주치의가 4~5회 해보자고 했으니 오늘이 5번째로 마지막이 되는 날이다. 어제는 혈장 치료도 하지 않았는데 cr 1.44 → 1.37이란다. 휴일이라 아무것도 안 했는데 푹 쉬어서 그런지 오차 범위 내에서 약간 낮아졌다.

어떻게 이해해야 하는가? 의문도 든다. 단순히 검사과정에서 있을 수 있는 오차범위인가? 의사에게 0.1 정도의 수치 변화라면 오차범위 내 일 수 있다는 이야기를 들은 적 있다.

어쨌든 희망적이다. 이렇게라도 안정이 되고 정착되면 나의 기준은 1.4~1.5 정도로 보고 이것을 유지할 수 있으면 되는 것 아닌가? 최선이 아니라 차선이라도 건강하게 여생을 살아갈 수 있으면 된다는 마음으로 너무 욕심내지 말자.

아침 시간 의사 선생님 회진을 돌았다. 그러나 나의 주치의는 빠지고 전공의 선생님 두 분이 왔다. 바쁜 주치의 선생님보다는 전공의가 말하기 편하고 설명도 잘해주니 그편이 더 좋을지도 모른다고 생각하면서 오늘 아침 결과를 놓고 질문을 했다.

알부민 혈장은 힘든 거 없었느냐는 물음에 혈장 교환에 비하면 전혀 힘들지 않았지만 cr 수치를 놓고 볼 때 효과는 어떻게 보느냐고 물었더니 나의 경우는 cr 1.4~1.5 수준에서 유지되는 것 같다고 했다. 오늘 알부민 혈장 교환하고 결과를 한 번 더 보고 판단해 보자고 한다.

혈장 투석하던 중 기계에서 에러 음이 울린다. 그때마다 임상병리사가 기계를 세우고 카테터를 바르게 정렬하기도 하고 꼬인 부분이 없는지 확인하기도 하고 오른팔을 움직이지 말라고 주의를 주기도 한다. 여러 차례 기계의 정지와 진행을 거듭하더니 에러가 자주 나서 어제처럼 천천히 돌리겠단다. 그럼 2시간 반이 아니라 3시간 이상 걸리게 될 것이다.

그렇게 대략 3시간을 혈장을 하고 관이 막히지 않도록 약물 주입하고 병실로 돌아왔다. 간호사는 먼저 오늘만 세 번째 혈액을 채취하고 다시 카테터를 꺼내 한쪽에 칼슘을 연결하고 다른 한쪽 관에는 항체억제제를 두 병 연결해서 달아준다. 작은 용량이기에 한 시간 정도면 끝나지만 다섯 병이란 숫자는 느낌상 지루함을 느끼게 한다. 다 맞고 몸에서 바늘을 다 떼어냈다.

오늘은 여기까지 치료 및 처치하고 나머지 시간은 운동하고 쉬자.

다인실 들어와서 수면의 질이 형편없다. 집에서는 퇴원 준비로 분주했단다. 세균감염이 없도록 구석구석 청소를 했고, 숙면을 취할 수 있도록 암막 커튼을 준비해서 달았다고 SNS를 통해 알려왔다. 여보야 오늘도 수고했다.

낼 카테터 뽑고 집에 갈게. 퇴원해서 집에서 보자.

20180615(금) 수술 후 24일 차

검사항목 혈액검사, 소변검사, 체온, 체중

구분	정상기준(남)	180610	180611	180612	180613	180614	180615
cr(크레아틴)	0.68~1.19	1.57	1.41	1.46	1.44	1.37	
BUN	8.5~22	27.2	26.7	25.6	24.3	19.8	
K(칼륨)	3.9~5.5	4.3	4.0	4.2	4.2	4.0	
기타		혈장 휴무	알부민 1	알부민 2	혈장 휴무	알부민 3	

오늘은 최종 결과를 보고 퇴원 vs 혈장교환 여부가 결정된다. 안 그래도 숙면을 못 해 힘든데 밤새 퇴원한다는 생각 때문이었는지 잠을 제대로 잘 수가 없었다.

한두 시간 잤을까? 병원에 입원한 지 4주째 정말 긴 시간을 여기서 보냈다. 게다가 공휴일도 끼어 있어서 더더욱 치료가 지연되었고 입원 기간이 길어지게 되었다.

오전 간호사는 아침 약을 전해주며 회진시 최종 검사 결과를 보고 퇴원 여부가 결정되겠지만 아침 결과가 1.37이었기 때문에 퇴원이 될 꺼라 귀띔해 준다. 그러면서 결정되면 수술실에 가서 카테터 빼고, 내가 요청한 퇴원서류 등이 준비되려면 점심때쯤은 되어야 한다고 하면서 점심을 먹고 갈지 그냥 퇴원할지를 물어본다. 먹고 가는 게 좋겠다.

점심 먹고 온갖 약 한 보따리 들고 퇴원이다. 면역억제제, 위장약, 종류만도 15가지는 될듯한데 이걸 매일 시간에 맞춰 빼먹지 말고 먹으란다. 단 혈압약만 아침에 측정했을 때 140을 넘으면 1알 먹고, 안 넘으면 먹지 말라고 처방했다.

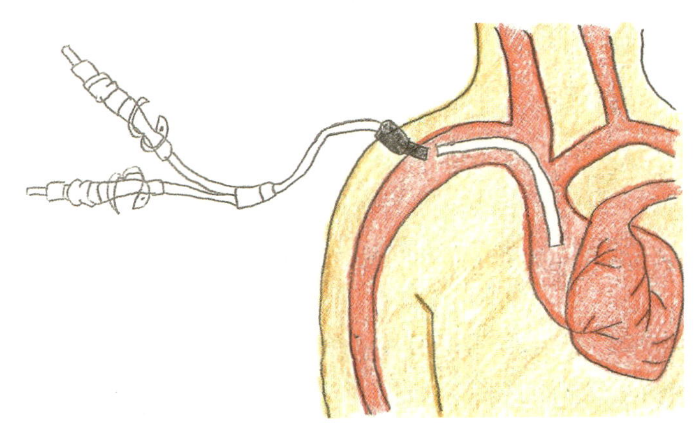

| 그림 3-6 | 목에서 경동맥으로 연결된 카테터

아직 내 목에는 카테터가 꽂혀 있다. 이걸 빼야 집에 갈 수 있을 텐데 수술방에서 연락이 오지 않는다. 전공의 선생님이 간이 수술방에서 직접 뽑아 주시겠단다. 아프진 않을까 또 걱정되고 잘할 수 있을까하는 걱정도 되었지만 같은 층에 있는 간이 수술방으로 데려가더니 카테터 부위에 소독하고 뽑을 준비를 한다. 뽑기 전에 아내에게 사진을 찍도록 했다. 어떤 모양으로 들어가 있는지 얼마나 들어가 있는지 확인하고 싶어졌다. 의사 선생님은 카테터 넣은 지 얼마 안 돼서 쉽게 뽑힐 꺼라면서 마취 없이 시작한다. 우직하는 느낌이 들었는데 어느샌가 부드럽게 뽑혔단다. 벌써 끝난 건가? 카테터라는 게 얼마나 긴 놈이고 심장 쪽으로 얼마나 들어가 있었는지도 궁금했던 차에 지금 막 뽑았으니 시원하다.

목을 통해 몸속으로 약 15cm 정도가 들어가 있고 가슴 위 피부 속으로 5cm 정도 숨겨져 있었다. 이제 카테터 뽑은 자리 상처를 꿰맬 건지 그냥 둘 건지를 결정해야 한단다. 한 땀 꿰매도 되고 안 꿰매도 될 거 같다고 한다. 나는 그사이를 놓칠세라 꿰매지 말자고 말했다. 꿰맬 때 살짝 아프기 때문에 그냥 끝내고 싶은 잔꾀였다.

그랬더니 의사 선생님도 상태를 유심히 보시더니 꿰매지 말고 그 부위에 테이프를 붙여 밀착시켜도 좋을 것 같다고 한다. 당분간 수술 부위에 감염이나 염증 안 생기게 하면 될 것 같다.

그동안 보살펴 주신 주치의 선생님, 전공의 선생님, 인턴 선생님, 그리고 매일 병실에서 약 처방과 간호를 맡아주신 여러 간호사 선생님께 감사드린다. 요즘은 김영란법으로 간호사실에 커피 한 잔 전할 수 없었으나 매일 병실에서 궂은일 마다하지 않고 환자의 회복을 위해 도와주신 간호사 선생님께 그저 고맙다는 말, 수고했다는 말밖에 할 수 없음이 아쉽다.

정말 감사드립니다.

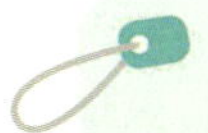

〈신장이식 수술환자의 조언〉

신장 이식환자의 경우 퇴원 후 복약 및 식이요법은 이식 수술만큼이나 중요한 사항으로 이식된 신장의 수명은 수술 후 그 관리 정도에 따라 결정된다고 이야기해도 과언이 아닐 것이다.

면역억제제 등 병원에서 처방한 약을 정해진 시간, 정해진 양의 복용과 식이요법을 철저히 지켜야 이식한 신장의 수명을 오래오래 유지할 수 있음을 유의해야 한다.

관리에 실패한 어떤 환자의 경우, 신장 기증자가 기증에 따르는 수술 통증과 병원 생활, 기증 후 외래 통원까지 말로 다 할 수 없는 희생을 하며 어렵게 어렵게 기증을 해줘서 새 생명을 줬음에도 불구하고, 이식수술 후 정상적인 생활이 자신을 정상인으로 망각하고 약 복용을 게을리하거나 음주를 하는 등 관리 범위를 이탈하여 수술 이전 상태로 신장을 망가트리는 경우가 드물지 않게 있다고 한다.

또한 그에게 신장을 기증한 기증자도 자신이 공여한 것에 대해 후회한다는 허탈한 말을 간접적으로 들은 적이 있다. 신우 환자의 비참한 삶을 보고 안타까워 큰맘 먹고 귀한 신장을 공여했는데 함부로 써버렸다는 질책과 배신감일 것이다.

이번이 마지막 기회였다는 절박하고 간절한 마음으로 철저히 관리하여야 주어진 수명을 다 살면서 가족과 함께 행복하게 살 수 있는 길이라는 것을 한시도 잊어서는 안 될 것이다.

신장이식 수술 후 관리

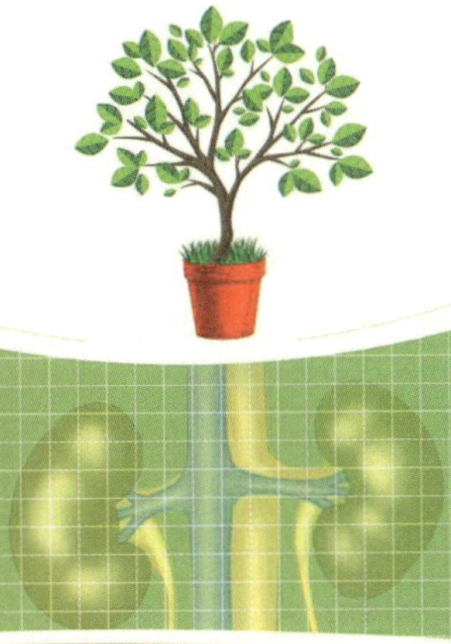

CHAPTER 4

신장이식 수술 후 관리

1. 신장이식 수술 후 생활

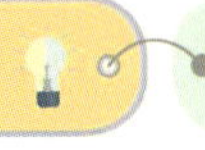

20180619(토) 수술 후 25일 차 / 퇴원 후 1일 차

긴 입원 생활을 끝내고 퇴원해서 내 집에서 첫 밤을 보냈다. 아침엔 혈액 검사가 없으니 정말 개운하고 늦게까지 꿀잠을 잤다. 먼저 퇴원한 아내의 배려로 암막 커튼을 달아 빛 공해 없이 잘 수 있어 너무 좋았고, 무엇보다 내 집에 오니 몸과 마음이 다 편안하고 좋았다.

우선 의사의 지시대로 혈압 측정을 해보니 84/122로 지극히 정상이다. 컨디션도 좋은 상태이다. 병원에서 매일 검사하던 신장 수치가 궁금했지만 일단은 아무 생각 말고 집에서 편하게 쉬고 싶다.

지금부터 약 2달간은 감염 예방에 최대한 주의를 해야 한다고 했다. 항상 마스크를 쓰고 손 씻기 잘하고 정해진 시간에 정확한 용량의 약을 복용하면서 생활할 것을 주문받았다. 병원에 있을 때는 의사와 간호사가 챙겨줬지만 이젠 스스로 챙겨서 약도 먹고, 감염 예방에도 신경 써야만 한다.

식사도 정해진 시간에 정해진 양만 먹어 지금의 체중을 유지할 수 있도록 해야 좋다고 했다. 그래도 내 키 173cm에 몸무게 62kg은 너무 가벼운 것 같은 생각이다.

수술 전 신장 수치가 나빠져 식이요법을 시작하기 전에 78kg 나가던 몸인데 식이요법 과정에서 단백질을 거의 먹지 않았기 때문에 73kg까지 빠졌고, 수술하고 나서 퇴원한 지금은 62kg가 되었으므로 전보다 16kg이 빠진 셈이다.

지금은 누가 봐도 환자같이 앙상하게 뼈만 남아 예전에 입던 바지는 하나도 맞는 게 없었다. 그나마 수술 부위를 써포트하는 복대를 둘러매고 있어서 바지가 흘러내리지 않고 버텨줘서 다행이다 싶다.

한편으로 집에서 챙겨주는 대로 밥을 먹으면 67kg 정도까지는 금방 올라갈 것 같은 느낌도 들었다.

오늘은 동네길 산책으로 약 2km 정도 걸었다. 매일 병원에서 실내화 신고 병원 복도만 걷다가 진짜 아스팔트 땅을 운동화 신고 걷는다는 게 정말 지치고 힘들었다.

고작 아스팔트길 2km에 불과한데도 다리근육의 피로감이 엄청나게 느껴지고 마치 고지 1,000m짜리 산을 오른 듯 허벅지가 터질 것 같았다.

수술 접합 부위도 댕겨서 무척 힘들었지만 첫날을 이렇게 별일 없이 운동하며 잘 보냈다.

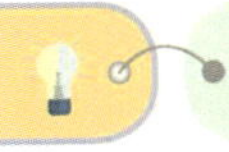

20180624(목) 퇴원 후 첫 번째 이식외과 외래

오늘은 퇴원 후 처음으로 병원 가는 날이다.

그간 신장 수치 변화와 퇴원 후 생활 변화 등 외래에서 체크하는 날 이식외과 외래 09:10에 먼저 의사를 만나고 혈액과 소변검사 처방을 받았다. 이어 10:00부터 비뇨기과 외래진찰을 받았다. 이식수술 중 신장에서 방광으로 연결된 관에 스텐트를 삽입했는데 오늘 그것을 빼주겠다고 했다.

대략 30cm의 얇은 줄이 아직 신장과 방광에 연결되어 몸 안에 있다. 이걸 요도에 내시경관을 넣어서 뽑아낸단다. 요도에 카메라를 넣을 때 정말 아플 텐데 일단 수술실 들어가 수술복으로 갈아입고 자리에 앉으니, 의자가 자동으로 위로 올라가면서 다리가 벌어지는 수술용 의자였다.

먼저 수술 부위를 소독약으로 광범위하게 3차례에 걸쳐 소독했다. 그리고 요도에 바늘없는 주사기로 마취약을 주입한다고 한다. 옆에는 요도에 넣을 바늘이 달린 내시경 카메라가 놓여 있다. 지름 3mm 정도는 돼 보이는 생각보다 굵은 관을 넣을 모양이다. 의사가 들어오더니 “그럼 빼겠습니다.” “좀 불편합니다.” 하더니 내시경 카메라를 요도에 밀어 넣는다. 마취는 했지만 머릿속에는 끔찍한 장면이 영화 필름 돌아가듯 그려졌다. 아픈지 안 아픈지 느끼기도 전에 온몸은 고통에 취해 있었다. 상상 임신처럼 상상 통증인가?

수술대 위에 화면으로 내시경 카메라에 요도가 비치는 듯하더니 금세 “끝났습니다.” 한다. 간호사가 5분 정도 걸릴 거라 하더니 생각보다 눈 깜짝할 사이에 끝났다.

통증을 느낄 새도 없이 거의 1분 만에 끝난 느낌이다. 안도의 숨이 쉬어졌다. 의사는 스텐트를 보여주며 이걸 뺐습니다 했다. 얇은 고무관인 듯 줄인 듯한 30cm 크기의 줄이 나왔다.

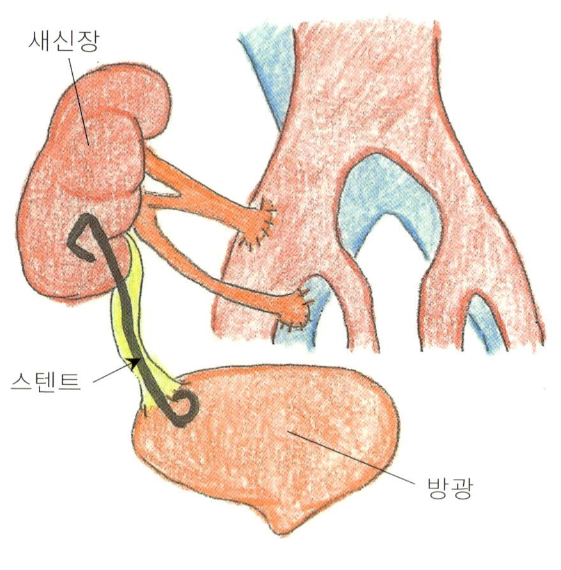

| 그림 4-1 | 신장과 방광 연결 스텐트

소독약을 닦아내고 뒷정리하고 걸어 나와서 병원 문을 나섰다. 생각했던 것보다 별거 아니네 싶었고 그렇게 빼고 나니 후련하다. 그렇게 스텐트를 빼고 약국에서 위 보호제와 항생제 약을 받고 오늘 병원 일과는 끝났다. 집에서 복용해야 하는 약은 2일 분이지만 오늘 2알이 추가되었다.

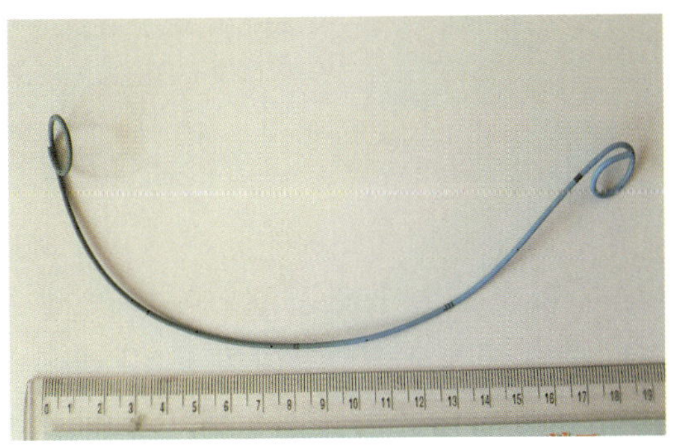

❙ 그림 4-2 ❙ 요관 스텐드 실물

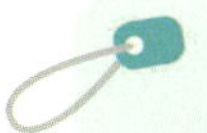

〈신장이식 환자의 요관 스텐트 제거술〉

신장이식 수술 시 이식 신장의 신정맥은 환자의 장골정맥에 연결하고, 신동맥은 장골동맥에 연결한다. 이식 신장의 요관은 환자의 방관에 연결하는데, 이때 요관 합병증을 줄이기 위하여 요관 내에 가느다란 플라스틱 관을 거치한다.

이 관을 〈요관 스텐트〉라고 하며, 수술 후 4~6주 사이에 제거하게 된다.

간단한 수술이므로 퇴원 후 외래에서 제거한다.

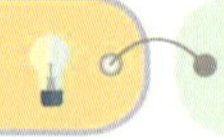

20180627(금) 퇴원 후 두 번째 이식외과 외래

검사항목 **혈액검사, 소변검사**

퇴원 후 두 번째 외래 진료가 있는 날이다. 이번엔 주치의 선생님의 일정상 8시 50분에 외래시간이 정해져서 7시 반에 집에서 출발했다. 외래에서는 지난번 검사 수치를 확인하고 퇴원 후에 별일이 없었는지? 혈압의 변화는 없었는지 확인만 한다.

수술 전엔 혈액검사를 하고 나서 그 수치를 가지고 외래를 봐야 의사 선생님 이야기 들어보고 향후 처방을 이야기할 수 있을 것 같은데, 이식외과 외래진료 후 검사하여 그 검사 결과는 다음 외래진료 때 반영하는 느낌이다.

나는 그간 집에서 느낀 여러 가지를 질문했다.

가끔 손바닥이 저리거나 손가락이 서로 엉겨 붙는 마비 같은 증상이 있다던가, 운동할 때 왼쪽 다리는 문제없는데 오른쪽 다리만 근육에 통증이 심하다던가, 수술 부위에 딱딱한 뭐가 만져진다던가, 가끔 통증이 온다던가, 멍울처럼 딱딱한 것도 만져진다고 물었지만 대수롭지 않은가 보다.

간단하게 한마디로 관계없다고 했다.

지난번 혈액검사 수치는 인터넷으로 병원 사이트 들어가 확인해서 알고 있었고 퇴원 전 1.37 → 퇴원 후 1.70으로 올라갔다. 이 부분 때문에 많이 걱정하고 있었는데 의사는 이것도 별로 대수롭게 않게 여긴다. 한 번만으로는 신뢰하기 어렵다는 이야긴가? 면역억제제를 변경할 것인지? 고민하고 있다고 했다.

다음부터는 조금 일찍 와서 혈액 검사를 먼저 하고 그 결과를 가지고 외래를 하자고 했다. 그리고 약은 먹던 대로 먹으면 된다고 했다.

오후에 혈액검사 결과가 나왔다고 문자를 통해서 알려줬다. 지난번 1.72와 별반 다르지 않은 1.75로 나왔고 약은 지난번 처방받은 대로 드시면 된다고 알려왔다.

요즘은 의료법상 유선상으로 검사 결과도 고지할 수 없게 되어 있다고 한다. 그래서 문자로 통보할 거라고 귀띔은 들었는데 무슨 법이 본인으로 확인된 개인 소지 휴대폰으로 조차도 알릴 수 없다는 것인지 과잉보호법 아닌가 싶기도 하지만 어쨌든 좋은 소식이다. 더 내려갔더라면 최상이겠으나 지금 상태를 유지만 한다고 해도 나쁘지는 않을 것 같다.

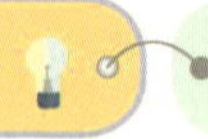

20180705(목) 퇴원 후 세 번째 이식외과 외래

검사항목 혈액검사, 소변검사, 핵의학검사, 초음파 검사

구분	정상기준(남)	180615	180621	180629	180708	
cr(크레아틴)	0.68~1.19	1.37	1.72	1.75	1.69	
BUN	8.5~22	19.8	30.1	18.8	19.8	
K(칼륨)	3.9~5.5	4.0	4.6	4.8	4.1	
기타			외래 진료	외래 진료	외래 진료	

이식외과에 이식을 전담했던 주치의를 만나는 날이다. 이번엔 검사 결과가 어떻게 나올까? 잔뜩 긴장하고 병원을 찾았다. 외래진료와 수술을 한 주치의를 교수님이라고도 부른다. 외래환자는 본인이 직접 수술했던 환자들이 대부분인 것 같다.

교수는 학생들 가르치랴, 이식 수술 전담하랴 정말 바쁜 분인 것 같다.

아침 일찍 병원에 가서 7시에 혈액검사를 넣어놨던 터라 8시 40분 외래시간에 검사 결과를 볼 수 있었다. 보통은 외래 2시간 전에 검사를 넣어야 외래에서 결과를 보고 약 조절을 하는 등 처방을 하게 된다. 병원에 따라 다르겠지만 이 병원의 경우 7시 정각부터 채혈을 시작한다고 하여 오늘은 일찍 서둘러 왔다. cr이 지난번 수치 1.75보다 조금 내려간 1.69로 나왔다.

덕분에 외래에선 약을 많이 줄여서 투약하라고 처방한다. 칼륨억제제나 변비, 치질, 위장약 등이 많이 빠졌으며, 하루에 두 번씩 복용하던 약들을 하루에 한 번으로 많이 줄여줬다.

손발 바닥의 저림 증상이 있는데 이식된 신장과 관련이 있는지를 물어봤다. 면역억제제 때문일 수 있다고 한다. 이식수술과 관련이 없는 탈모제를 먹어도 되는지? 커피를 마셔도 되는지? 치과 스케일링은 해도 되는지? 복부 운동은 안 하니 배가 나온다고 윗몸일으키기 정도의 운동은 해도 되는지 등 사소한 질문을 했다. 탈모제는 조금 지켜보자고 하고, 커피는 연하게 아주 조금만 마시란다. 치과는 해도 된다고 했고, 절개했던 복부 운동은 권하지 않았다. 걷기나 유산소운동을 권장한다고 했다.

외래 후 초음파 검사실에 갔다. 초음파 선생님에게 이미 외래를 보고 왔다고 설명하고 초음파 검사에서 결과를 설명해 달라고 미리 요청했지만 검사만 하고 딱히 설명은 들을 수 없었다. 아무 문제 없으니 특별히 설명할 것도 없었겠지 생각하고 다음 검사인 핵의학 검사실로 갔다. 여긴 좀 복잡한 것 같다.

검사대에 눕히더니 기계음이 돌아가고 어찌어찌하는데 환자로선 이해하기가 좀 어려웠다.

시간은 약 30분 정도 소요된단다. 꼭 CT를 찍듯 기계에 붙어 있는 쪽 침대 같은 곳에 눕혀 기계 속으로 밀어 넣는다. 이식된 신장에 혈류가 잘 유입되고 있는지 물었지만 담당 의사는 검사 후 계산을 해봐야 알 수 있다고 했다. 그냥 찍거나 영상으로 보는 것이 아니라 검사한 후 내용을 계산해서 결과치를 얻어 내는 모양이다.

그럼 어차피 다음 외래에서 결과를 듣게 되는 모양이다. 오늘 외래 및 검사를 모두 마치고 병원 내 약국에서 30일 치의 약을 받았다. 약이 많이 줄었다. 지난번엔 약 13가지의 약을 처방받았는데 종류도 반, 복용도 아침, 점심, 저녁 3회에서 아침, 저녁 하루 2회로 줄었다.

2. 이식수술 후 식이요법과 약 복용

1) 신장이식 수술 후 식이요법

신장이식 수술 후에는 체중 증가, 혈당 상승, 고혈압, 고지혈증, 골다공증 등의 예방에 대한 영양 관리가 중요하다고 한다.

하루 식사는 집에서 아침을 점심은 회사에서 저녁은 집에서 먹거나 밖에서 먹고 있으니 반반쯤 되는 것 같다.

아침 식사는 누룽지나 빵과 우유 등 간편식으로 하고 있다.

병원에서 가르쳐준 적당량의 식사와 함께 염분, 콜레스테롤, 동물성 지방의 섭취를 관리해야 하는데, 특히, 골다공증 예방을 위해서는 칼슘을 충분히 섭취해야 한다며 약을 처방받아 복용하고 있다.

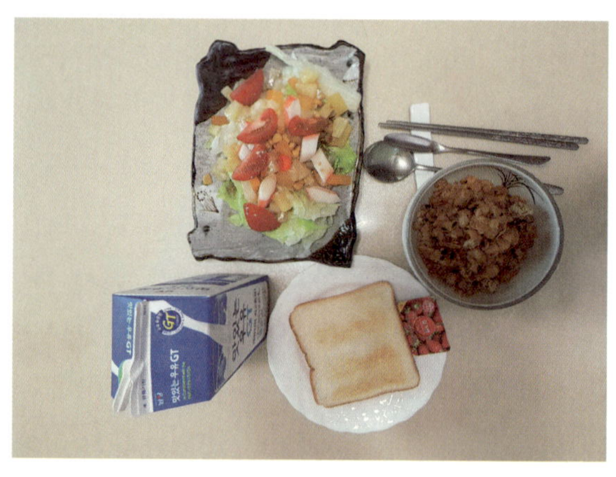

| 그림 4-3 | 퇴원 후 아침식사

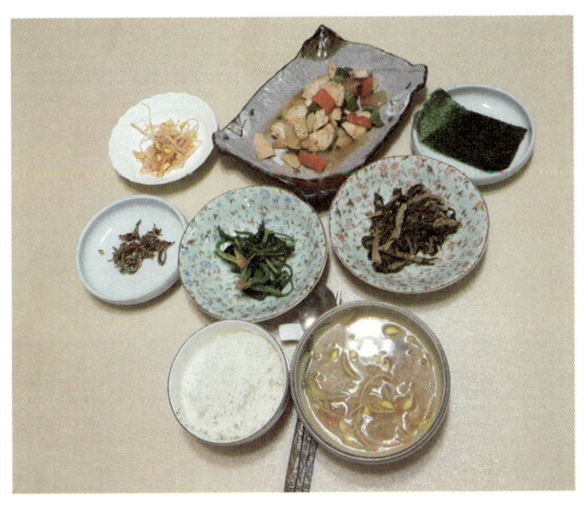

| 그림 4-4 | 퇴원 후 저녁식사

2) 적절한 체중 유지

정상 체중은 혈압과 혈당을 조절하고 혈중 지방을 낮추기 위해 꼭 관리되어야 한다.

이식환자에게 권장하는 나의 표준 체중은 아래와 같이 계산된다.

- 적절한 체중(표준 체중) : (자기 키 - 100) × 0.9
- 표준 비만도 : $\frac{\text{현재 체중}}{\text{표준 체중}} \times 100$
- 나의 표준 체중 구하기 예 : 175cm - 100 = 75 × 0.9
  = 67.5kg ⇒ 정상

• 내 표준비만도 구하기 예 : 표준 67.5kg / 내 체중 65kg × 100 = 92.3% ⇒ 정상

자료출처 : 신장병 환자 안내서, 세브란스 병원

표 4-1 비만도 평가표

비만도 평가	
90% 이하	저체중
91~110%	정상체중
111~119%	과체중
120% 이상	비만

자료출처 : 신장병 환자를 위한 지침서, 세브란스 병원

매일 일어나면 혈압을 체크하고, 체중을 측정하여 자신의 건강 상태를 스스로 관리하는 것이 중요하다. 필자의 경우는 매일 아침과 저녁에 혈압과 체중을 측정하고 기록하고 있다.

그리고 매일매일 자신의 체력으로 무리하지 않는 선에서 걷기(일 8,000~10,000보 추천), 야산 등산, 가벼운 조깅, 아령, 자전거 타기 등 운동으로 건강 유지를 하고 있다.

3) 단백질은 정당량만 먹는다

단백질은 우리 몸에 꼭 필요한 영양소이다. 따라서, 적당량을 꼭 먹어야 좋은 영양 상태를 유지할 수 있다. 다만, 지나친 제한은 결핍이 오거나 과다한 양을 섭취하는 것은 바람직하지 않으므로 주의

해야 한다.

- 대표적 단백질 식품 : 육고기, 생선류, 달걀, 두부, 콩류 등
- 식사요령 : 식사 때마다 위의 1~2종류씩을 먹는 게 좋다.
  한 끼 식사로는 육 고기는 탁구공 크기의 1~2토막, 생선은 1토막, 두부는 3~4쪽, 계란은 1개 수준으로 먹는 것을 권장 받았다.

4) 음식은 전체적으로 싱겁게 먹어야 한다

혈압을 조절하기 위해서는 저염식 식사가 필요하기 때문이다. 따라서 아래의 식사요령을 반드시 지켜야 신장 건강에 좋다.

- 식사하면서 싱겁다고 소금을 추가로 더 넣지 않기.
- 염분이 적은 양념을 충분히 사용할 것.
  예, 식초, 레몬, 오렌지즙 등의 신맛을 내는 소스와 겨자, 와사비, 후추, 적당량의 마늘과 고춧가루 등의 향신료를 소금 대용으로 사용하면 좋다.
- 음식을 조리할 때는 소금, 간장, 된장, 고추장 등의 양을 줄여서 조리한다.
- 짜지 않아도 맛난 조리 방법 권장
  찌개나 된장국보다는 맑은 국물의 국으로, 갈치조림, 고등어조림 대신 구이나 튀김 등의 조리법을 이용하면 소금의 섭취를 줄일 수 있다.
- 염분 함량이 높은 음식 섭취를 주의해야 한다.
  찌개나 국물은 대체로 염분 함량이 많으므로 국물은 남기고 건더기 위주로 소량만 섭취하는 것이 좋다. 염장식품(장아찌, 젓

갈, 게장, 자반 생선 등), 인스턴트 식품(라면 등), 가공식품(햄, 어묵 등)의 섭취를 가급적 피해야 하며, 신선한 식품으로 섭취하는 게 좋다.

라면을 먹고 싶은 경우에는 면 자체에도 염분을 함유하고 있으므로 먼저 면만 삶아서 그 물은 버리고 다시 물을 데워 끓이되 스프는 반만 넣어 염분을 최소화한다.

필자는 라면이 먹고 싶으면 스프를 반만 넣어 끓이되 그것도 국물은 거의 안 먹는다. 햄이나 어묵의 경우는 물에 삶아서 물은 버리고 건더기만 먹는 방법도 염분을 최소화하는 방법이다.

외식은 정상인 기준으로 조리하는 특성상 염분이 표준보다 많이 사용되므로 가급적 외식은 삼가는 게 좋다. 부득이 외식해야 하는 상황이라면 밥과 국은 건더기만 건져서 젓가락으로 먹는 것을 권장한다.

필자의 경우는 앞 접시에 물을 반쯤 담아놓고 음식물을 씻어서 소량만 먹는 방법을 택하고 있다. 식사 때는 되도록 숟가락은 사용하지 말고 젓가락만을 이용하는 것도 좋은 방법이다. 다시 말하면 숟가락으로 국물을 떠먹지 말라는 의미이다.

5) 칼슘은 충분히 섭취해야 좋다

신장 이식환자가 평생을 복용하게 되는 면역억제제는 칼슘의 흡수를 저하한다. 따라서 충분한 칼슘 섭취로 골다공증 예방에 주의해야 한다.

- 칼슘 함유가 많은 식품 : 우유, 유제품, 뱅어포, 멸치, 동태, 두부, 다시마, 미역, 고춧잎, 깻잎 등

6) 단 음식은 피하는 것이 좋다

체중증가, 혈당 상승을 일으키는 단순 당은 삼가자.

- 단순당 제품 : 설탕, 꿀, 사탕, 단 케이크, 초콜릿, 사이다, 콜라 등

7) 섬유소는 혈중 콜레스테롤 수치를 낮춰주고 혈당의 상승을 막아준다

- 쌀밥보다는 잡곡밥을 먹는다.
- 주스보다는 생과일을 먹는다.
- 신선한 채소와 해초류를 충분히 먹는다.
- 김치, 깍두기보다 야채(오이, 가지, 시금치 등)를 데쳐서 저염식 무침으로 먹는다.

8) 칼륨은 자신의 병증에 따라서 조절한다

일반적으로 칼륨은 제한하지 않지만, 소변량이 감소하거나 혈중 칼륨이 높은 경우에는 섭취에 주의하여야 하며, 자신의 병증에 따라서 의사에 문의하여 섭취한다.

9) 인은 제한하지 않는다

이식수술 후에 혈중 인은 조절된다고 한다. 따라서 인이 많은 식품은 제한하지 않는다.

10) 식품 위생에 주의하자

이식수술 후 면역억제제를 복용하므로 체내에 면역력이 일반인보다 많이 떨어져 있다.

생선회, 육회, 날 조개류 등 세균감염 우려가 있는 음식은 먹지 않는 것이 좋다.

〈이식수술 환자의 하루 식사 섭취 권장량〉

1) 곡류 : 한 끼에 1공기 + 가벼운 간식
2) 육류 : 하루 6몫
   1몫의 양 : 계란 1개 = 고기 40g(탁구공 크기) = 생선 500g(작은 것 한 토막) = 두부 80g(1/6모)이므로 하루 섭취는 × 6개가 됨.
3) 야채류 : 1끼 2가지 이상
4) 지방류 : 육류는 위 2) 육류 참고.
5) 우유류 : 하루 한 컵(200mm 기준)
6) 과일류 : 하루 1~2몫
   1몫의 양 : 귤(小) 2개 = 사과(中) 1/3개 = 배(大) 1/4개, 딸기(中) 7개 = 수박(中) 1쪽 = 참외(中) 1/2개 = 단감(中) 1/3개 기준으로 1일 1~2개 수준

자료출처 : 이식수술 환자 안내서, 세브란스 병원

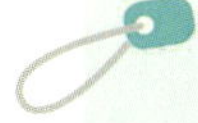

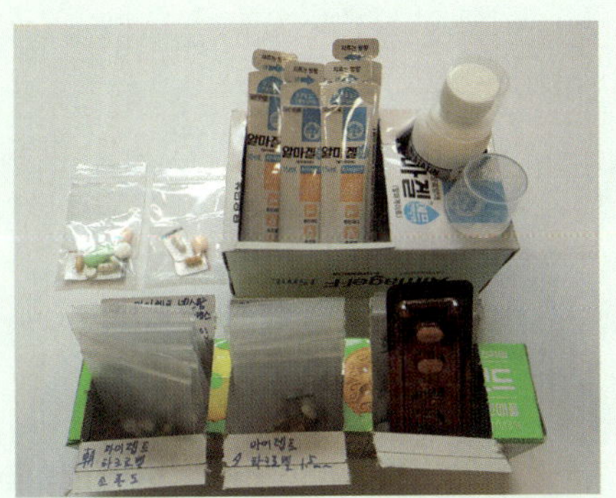

❙그림 4-5❙ 집에서 약관리

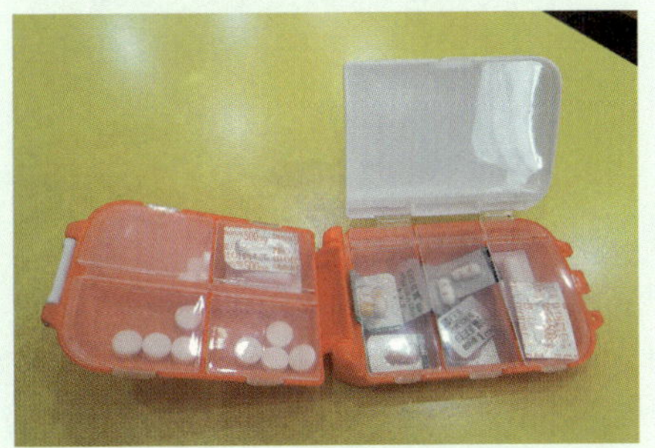

❙그림 4-6❙ 휴대약통

- 규칙적인 면역억제제 복용
  - 9시 알람을 맞춰 정확한 시간에 처방된 정확한 용량의 면역억제제를 복용하도록 한다. 만약, 복용 시간을 놓쳤다면 늦더라도 알았을 때 꼭 챙겨 복용하자.
  - 기타 약은 의사의 처방 없이 복용하지 말 것. 일반인들처럼 감기 증상이 있을 때 약국에서 종합감기약을 구입하여 복용하는 일은 삼가야 한다.
  - 퇴원 후 처음에 약의 종류가 많고 복잡하여 약의 이름을 반드시 외우도록 하고 있으나 약을 정리하고 구분할 수 있는 약통을 구입하여 실수 없이 복약할 수 있

도록 하는 것이 좋다.

- 혈압관리

수술 후 1~2개월간 혈압 변동이 있다. 혈압약을 복용하는 경우 퇴원 후 외래 진료 시 혈압약 조절이 필요하다. 혈압약을 복용하지 않는 환자의 경우도 아침에 혈압 측정 시 130 이상 나왔을 때는 투약을 해야 하는 경우도 있다.

- 병원을 방문해야 하는 상황

즉시 병원을 방문해야 하는 위험한 상황들이 있다.
- 고혈압 및 심한 두통과 근육통이 있을 때
- 이식한 신장 주변에 압통이 있을 때
- 소변량의 감소 또는 콜라 색 소변이 나올 때
- 배뇨 시 통증 또는 소변에서 냄새가 나거나 소변이 자주 마려울 때
- 몸이 붓거나 체중이 증가할 때
- 혈압이 갑자기 상승할 때
- 기침을 심하게 하거나 숨이 찰 때
- 구토, 설사, 복통 또는 혈변을 자주 볼 때

위와 같은 상황이 지속할 때는 병원을 찾아 의사 진료를 받아야 한다.

- 기회감염

면역력이 너무 떨어진 틈은 타서 바이러스나 곰팡이 등으로 인한 기회감염이 생길 수 있으며, 감염 즉시 조치하여야 한다.
- 거대세포 바이러스(CMV)
- 단순포진(Herpes simplex Vires)
- BK바이러스
- 칸디다 곰팡이
- 대상포진 등

신장이식 수술 사례

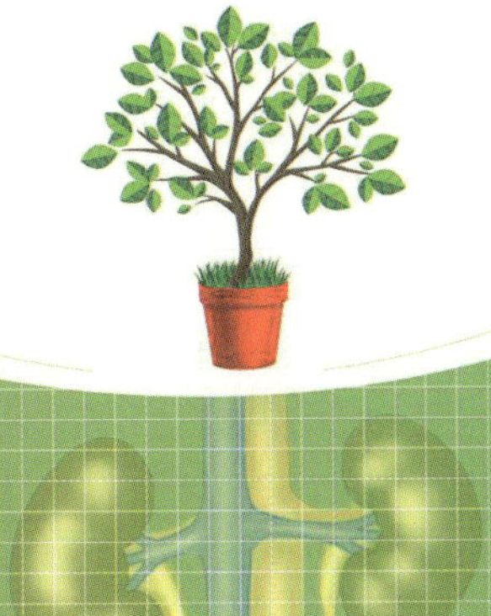

CHAPTER 5

신장이식 수술 사례

세계 최고의 의술을 갖춘 우리나라에서 말기 신장병 환자들의 신장이식 수술을 성공리에 하고 있다. 필자가 수술했던 2018년 5월 셋째 주, 수술 당일 남자 환자 둘, 여자 환자 둘, 합 4명의 환자를 오전, 오후로 나뉘어 수술을 진행했다.

환자와 공여자의 성별, 병력, 나이 등 다양한 케이스의 환자들에게 동의를 얻어 신장이식 수술 사례를 케이스별로 발병시기와 원인, 병의 진행 상황, 수술 경과 그리고 회복 후 외래진료까지 환자 각각의 상황을 정기적으로 만나 관찰하고 경과를 지켜보면서 환자와 공여자의 이야기를 바탕으로 이 책에 정리하였다. 다행히도 수술받은 환자들은 약간의 변화는 있었지만 특별히 불편한 점은 아직 없는 것 같다.

필자도 수술 후 조금씩 좋아져서 문제없이 사회생활이 가능하고, 다른 남자 환자도 외형상 특별히 이상 없는 생활을 하고 있다. 또 수술받은 중년여성 한 분은 머리가 하얗게 변색됐다고는 하나 일상생활에는 전혀 이상 없이 잘 지내고 계시고, 20대 여성은 얼굴에 여드름이나 붉은 반점이 생겼다고 했지만 의사 선생님의 진단에 따르면 특별히 나쁜 상황은 아니라고 했다고 한다. 물론 필자를 포함한 그들은 모두 성공적으로 수술을 받았고 지금은 건강하게 일상생활을 하고 있다. 이렇게 발병부터 이식 수술 후 관리까지 일련의 과정들을 기록하여 신장병을 앓고 있는 분들에게 특히, 앞으로 수술을 준비하는 분들께 도움이 되었으면 하는 바람이다.

case 1. 부부(아내→남편)간 신장 공여

1) 환자의 상태와 치료 경과

50대의 IgA신부전 환자로 결혼 20년 차 나의 케이스이다.

만성 신부전을 앓고 있던 남편의 나이는 만 51세, 신장을 기증하기로 나선 아내의 나이는 만 42세의 부부의 이야기로 평범하고 단란한 가족으로 슬하에 대학교 1학년생과 고3 수험생 아들 둘을 둔 가정이다.

이들 가정에 불행히도 남편에게 IgA신부전이라는 병이 찾아왔고 서서히 진행되다가 3년 전부터 신장 수치(cr)의 가파른 상승(악화)이 감지되었다.

cr 수치는 안정을 찾지 못하고 날이 갈수록 치솟으며 신장에서 칼륨(K)을 처리하지 못하여 K 수치가 생명을 위협하는 단계까지 오르자 주치의는 강력한 "위험 사인"을 냈다.

주치의 선생님은 우선 위험단계 이른 칼륨(k) 수치를 낮춰야 한다며 일단 병원에 입원해서 수액으로 혈액을 씻어내 cr과 k 수치를 낮추고, 단백질과 칼륨이 적은 병원식 식이요법을 배워서 가정에서 식이요법을 하라며 입원 지시를 내렸다.

수치상으로 위험한 단계였지만 환자는 여느 때와 변함없이 일상생활을 하고 있었다. 심지어 입원 직전 해외여행을 다녀왔는데, 그 지역에서 나는 열대 과일을 사서 체류하는 3박 4일간 맛나게 많이 먹었으며, 입원 당일이 일요일이었는데 운동(배구)을 마치고 땀범벅이 된 채로 아무렇지 않다는 듯 입원을 위해 병원을 찾았다.

이렇듯 해외여행도 문제없었고, 다소 격한 운동 측에 들어가는 배구와 자전거 라이딩, 등산 등을 하면서 일도 하고 일상생활을 해 오던 터라 난생처음 들어가는 입원은 아주 낯설고 불편할 수밖에 없었는데, 그런 그가 왜 입원을 해야 하는지도 사실 좀 불만스러웠지만 의사의 단호한 지시가 있었기에 따르기로 하고 입원을 했다.

혈액을 걸러내는 수액은 일반 병원에서 볼 수 있는 수액(링거)을 혈관 주입하여 소변으로 배출하게 하는 수준의 치료로 환자로서는 딱히 특별한 것은 없었다.

병원 식사는 저칼륨, 저염식으로 칼륨 함량이 높은 과일이나 야채는 보이지 않았지만 간혹 통조림과일 한두 쪽 정도를 먹을 수 있는 식단이었다.

반찬으로 나오는 채소의 종류도 1~2가지였지만 파란색은 거의 보이지 않았고 그나마도 초절임이나 삶아서 약간의 마늘과 간장 간을 한 저염식뿐이었다.

당연히 맛이 있을 리 없었지만 환자이기에 받아들일 수밖에 없었고 그냥저냥 먹을 만은 했던 것 같다. 그러나 그것이 매일 반복되다 보니 고춧가루, 고추장, 마늘, 아삭한 야채와 과일 등이 점점 그리워졌지만 달리 방법은 없었다.

왜냐하면, 칼륨 수치가 높아지면 몸에 어떤 현상이 일어날지를 잘 알고 있었기 때문이다.

우리 몸에 칼륨(k) 수치가 정상 범위 이상으로 올라가면 심(心)부전이 생기고 심한 경우 심장이 멎는다는 의사 선생님의 섬뜩한 설명이 있었다.

정상인에게는 비타민과 섬유질을 넉넉히 채워줘야 하고 다이어트에도 많이 권장하는 무한 영양소 과일, 야채가 이 신장병 환자에게는 사약이나 다름없다니 정말 아연실색이다.

입원한 약 1주일 중 며칠은 급하게 칼륨 수치를 떨어뜨리기 위해 관장액이나 주사제, 수액으로 치료하였고, 식사 때는 병원식을 보며 식이요법을 어떻게 해야 하는지 공부하고 이러한 식단으로 집에서도 먹을 수 있도록 계획했다.

주치의는 지금 이 단계가 마지노선으로 이 단계를 넘어서면 혈액투석을 준비해야 한다고 추가로 경고했다. 투석을 피할 수는 없을까?

2) 환자 및 공여자 인터뷰

Q. 신장병 환자 및 공여자로서 신장이식 수술이라는 어려운 결정을 하셨는데, 결심하게 된 동기가 무엇인가요?

A. 환자: 신장병 환자로 수년을 살아오면서 식이요법 등 여러 가지 불편한 생활이었습니다.
먹을 수 있는 음식은 점점 줄어들고 얼굴엔 반점과 피부가 건조해지는 등 증상이 있었지만 잘 참아 냈는데 크레아틴이나 칼륨 수치를 봤을 때 더 이상 유지하기 어려워져서 수술하지 않을 수 없었지요.
불행 중 다행으로 나에게는 긴 투병으로 힘들었지만 흔쾌히 이식을 해 주겠다고 결심해 준 아내가 있어서 이식수술을 결심했지요.

B. 공여자 : 남편의 직계가족으로는 팔순 어머니와 두 아들, 그리고 형제가 3명이 있습니다.
이식이나 투석이 임박한 상황에서 위 가족들과 식사 겸 가족회의를 열어 남편의 현재 상태를 소상히 설명하고 혈액투석 및 이식수술 관련 상의하게 되었습니다.
그때 올해로 19세, 18세의 두 아들이 아무런 거리낌 없이 선

뜻 자신의 신장을 공여하겠다고 나서줘서 너무 놀랍고도 고마웠지만, 애들은 아직 고3 수험생에 대학교 1학년으로 부모 입장에서 아직 어리고 앞으로 살아갈 미래가 많이 남은 아이들의 신장 공여를 당사자인 남편뿐만 아니라 엄마인 나도 선 뜻 동의하기 어려웠어요. 말 그대로 앞날이 구만리였으니까요.
반면, 투석과정에서 뒤따르는 환자의 고통은 환자 본인은 물론이고 가족 모두의 삶의 질이 많이 떨어질 거라는 생각과 걱정이 들어서 남편을 구해야 되겠다고 결심을 했죠.
나의 혈액형은 O형, 남편의 혈액형은 B형인데 병원에 신장 공여 가능 여부를 물어본 결과 다행히 "O"형은 누구에게나 공여가 가능하다는 말을 들었습니다.
그러면서 의사는 요즘엔 부부간에도 신장 공여를 많이 한다는 설명에 약간 위안이 되었고 결심을 하게 되었습니다.
*신장기증 가능한 혈액형은 p.61 참조

Q. 부인이 보기에 수술 전 환자는 어떤 상태였나요?

A. 남편은 신장기능이 떨어지면서부터 식단 조절을 하지 않으면 안 되는 위험한 상태였죠.
맵고 짜지 않은 저염식(거의 무염식)은 기본이었고 밥은 흰 쌀밥만 먹었고 고기나 생선은 아주 극소량만 먹어야 했습니다. 이렇게 제한된 음식을 그것도 조금씩만 먹다 보니 남편의 몸은 눈에 띄게 야위고 체중이 줄어 예전보다 몸무게가 약 7kg 정도 줄었다고 하더라구요.
매일 이런 식단을 준비해야 하는 나에게도 부담이고 큰 스트레스였답니다.

Q. 장기기증에 대한 친족이나 주변 지인의 반대하지는 않았나요?

A. 남편에게 신장 공여를 하겠다고 마음의 결정은 했지만, 실제 공여가 가능한지 여부를 정확히 하기 위해서 병원에서 많은 검사를 받아야 했기 때문에 확실한 검사 결과가 나올 때까지는 친정 식구나 지인들에게 나의 결심을 얘기하지 않았었어요.

모든 검사에서 "공여 가능" 판정을 받고서 친정엄마와 형제 그리고 지인들에게 장기기증 결심을 얘기했죠. 그동안 남편은 항상 건강한 사람으로만 보였고, 병이 있다는 사실조차 알리지 않은 탓에 모두 많이 놀라고 당황해했죠.

엄마나 형제, 지인들은 신장이식 수술이 최선의 방법인지, 꼭 내가 신장을 공여해야 하는지, 남편의 형제들에게 장기기증을 받는 방법도 있지 않느냐는 염려와 걱정도 있었지만 지금까지 전후 사정을 전부 들려주었고, 이야기 듣고 난 다음에야 가족이나 주변 지인들 모두 성공적인 이식수술을 빌어주더군요. 그 응원 정말 고맙게 생각하고 있어요.

Q. 장기 기증을 위해 병원에 며칠이나 입원하셨나요?

A. 수술 3일 전 입원해서 수술한 날로부터 5일 후 퇴원했으니 총 8일 입원했었네요.

세브란스에서 수술받는 공여자 신장 적출 수술은 "최소침습" 방법이라고 하더군요.

신장 공여자의 수술 부위가 약 5~6cm만 정도 절개하는 최신기술이라며 적출 수술 후에도 사후관리가 원활하며 입원

기간도 줄일 수 있어 환자의 부담을 최소화해 주는 수술법이라며 짧은 수술 기간에 할 수 있다고 합니다.
수술 부위에 약간의 통증은 있었지만 실제로 5일 만에 퇴원했습니다.

Q. 신장이식 수술 후 통증은 어느 정도였나요?

A. 지금은 수술이 끝나고 일상생활을 하고 있는 지금 생각해봐도 의외라는 생각이 들어요.
신장적출 수술 날짜를 잡아놓고 이 수술이 어떤 식으로 진행되는지 궁금해서 신장이식 수술 경험이 들어 있는 블로그들을 많이도 검색해봤어요. 사실 처음 하는 수술이라 걱정되잖아요. 검색해보니 다들 한결같이 수술 후 마취가 풀리면서 참을 수 없는 고통을 느꼈다고 하고, 또 어떤 이는 마치 총에 맞는 것과 같은 통증이 있었다는 표현도 있어 나름 긴장되기도 했어요.
사실 저는 때때로 통증이 있었지만 죽을 만큼 아프진 않았거든요. 수술 후 웃을 때 수술 부위가 아픈 건 수술 받아 본 분들은 모두 다 아실 것이고, 출산 때 제왕절개라는 학습 효과일지는 모르겠지만 심한 통증은 없었어요.

Q. 신장 적출 수술 후 회복 기간 중 많이 아프던가요?

A. 의사 선생님이 수술 후에 운동을 잘 해줘야 회복이 빠르다며 수술 다음 날 아침부터 입원실 복도를 걸으며 운동하라고 하셨어요.

그 말을 들으니 "그럼 운동해야지" 맘먹고 수술 다음 날 병간호해 주는 동생의 부축을 받아 걸으며 운동을 했죠.
걱정과는 달리 무통 링거 없이도 참지 못할 만큼의 통증은 없었습니다.
매일 한두 번 참기 어려울 만큼 통증이 오는 때도 있었구요, 기침할 때나 수술 후 폐활량 운동(숨을 깊이 쉬었다가 세게 불어 내쉬며 볼을 들어 올리는 운동)을 하면서 안에 쌓인 가래를 뱉으라고 하는데 제대로 뱉지를 못한 건지, 가래 때문에 한 번씩 큰기침을 하게 되면 이때만큼은 숨쉬기도 힘들고 식은땀이 흐를 정도로 통증이 있었던 걸 기억합니다.

Q. 신장 공여 후 일상생활에서 어떤 지장을 느끼시나요?

A. 신장 공여 수술 후 약 한 달간은 피로감을 자주 느꼈어요. 일상생활은 가능하나 쉽게 피곤해지고 힘든 일을 하면 금세 피로감이 심하게 느껴지기도 했죠.
한쪽의 신장을 적출했기 때문에 일시적으로 신장 기능이 떨어져서 느껴지는 피로감이라고 하더라구요.
신장 기능은 한 달 안에 약 70% 이상 회복된다고 하면서 관리만 잘하면 일상생활에는 지장이 없을 정도의 기능을 유지하게 된다고 합니다.
신장 공여 후 3개월이 조금 넘은 지금은 직장생활도 하고, 남편과 함께 매일 시민운동장 트랙 약 400m 되는 운동장 2~3바퀴는 쉬지 않고 뛸 수 있고, 걷기를 포함해서 약 1시간씩 운동하면서 지내고 있습니다.

Q. 환자와 공여자 자신의 식이 요법은 어떻게 하고 있나요?

A. 수술하고 퇴원하면서 몇 가지 숙제가 주어졌답니다.
신장 공여 후 신장 수치가 안 좋아질 수 있기 때문에 수술 후 생활 습관 및 식습관 개선이 꼭 필요하다고 합니다.

1) 체중 조절

지방이 많을수록 몸에서 나오는 요산 등 노폐물들이 많아지기 때문에 신장에 무리가 가 신장기능이 나빠질 수 있으므로 체중 유지에 신경 써야 합니다.

2) 물을 많이 마시라는 주문

물을 마시면 그 물이 혈관을 통해 신장으로 유입되고 신장에서 여과해야 하는 노폐물을 희석시킬 수 있어 신장에 무리가 덜 가도록 하기 위함입니다. 하루에 2.5L 이상 마실 것을 주문하셨습니다.

3) 식습관 개선

짜고 매운 음식은 먹지 말 것, 찌개류 및 라면 국물 등도 먹지 말도록 합니다. 소변 중 노폐물이 증가하므로 육류 등도 많이 먹지 말아야 할 주의사항입니다.
처음 며칠간 물 마시는 일이 가장 힘들었던 것 같아요. 현재는 의식적으로 매일 2.5~3L 물을 가지고 다니며 마시고 있고, 맵고 짠 음식은 피하면서 식사량도 전에 먹던 양의 약 70% 정도만 먹고 있습니다.
처음엔 더 먹고 싶은 욕구도 있었지만 이렇게 소식으로 해도 이것이 습관이 되면 배고픈 느낌도 없고 많이 먹어서 더부룩하고 불편한 느낌은 더더욱 느낄 수 없어서 되려 편안해졌다고 할까요?
그간 우리들은 음식을 필요 이상으로 많이 먹지 않았었나 하는 생각을 하게 됩니다.

3) 기증자로서 신장병을 앓고 있는 환자의 가족들에게 조언

Q. 신장병을 앓고 있는 가족에게 한 말씀 하신다면?

A. 신장병에 걸리면 그 정도에 따라 상태가 경미한 경우는 회복이 되는 경우도 있다고 하나, 대부분의 경우 현대 의학으로도 거의 완치가 어렵다고 합니다.
신장병에 걸려 약으로 유지 관리할 수 있으면 참 다행이겠으나 더 악화되어 투석이나 이식까지 가게 되면 본인은 물론 집안까지 문제가 되는 위험한 병이라는 생각으로 환자는 물론 가족들까지 적극적 대응 자세가 필요하다고 생각합니다.
환자나 가족으로서 할 수 있는 일은 절대적 안정과 음식조절이 최선일 것 같습니다.

Q. 신장 기증은 어떤 의미였나요?

A. 저의 경우는 남편이 신장병을 앓아서 힘들었는데요, 어느 정도 진행되고 난 뒤부터 식이요법이 최선이라 생각하고 식단을 준비했는데, 식단이 정말 비참했습니다.
고3과 대학생. 아들만 둘을 둔 가정으로 남편 밥상은 야채를 데친 데다 저염식으로 차리고, 누구나 좋아하는 고기류는 단백질 덩어리라 거의 밥상에 올릴 수 없었어요. 의사가 권유하는 고기양이 2조각이었거든요. 그야말로 풀밭에 밥 한 공기인 식탁이었죠.
아이들은 그런 밥상을 보면 먹을 게 없다고 실망스러워하고, 아이들 밥상을 같이 차려 놓으면 남편도 그걸 먹고 싶어 하고 그런 상황이죠.
하여, 남편 밥상과 아이들 밥상을 따로 차렸죠. 나의 남편이자 아이들의 아빠이고 가장이면서 우리 가정엔 꼭 필요한 존재이고 전부라는 생각도 들었죠.
내가 기증한 신장은 남편이자 우리 가정에 행복이라는 마음으로 매일매일 식이요법을 같이하고 운동을 다니며 의미 있는 삶을 살고 있어요.

Q. 신장 기증이 잘한 결정이라 생각하시나요?

A. 물론입니다. 처음엔 좀처럼 자기 건강 이야기를 안 하는 남편이 아이들까지 모두 불러 모아 놓고 신장기능이 많이 안 좋아졌다는 얘기를 들었을 때는 많이 두려웠습니다.
물론 안 좋다는 건 알고는 있었지만 구체적으로 어떤 병이고 무엇이 어떻게 안 좋은지, 무엇이 불편하게 되는지, 어떻게 살게 되는지 등 신장병에 대해 정확하게 이해할 수는 없었지만, 아직 한창나이에 십 대 아들 둘까지 있다고 생각하니 눈앞이 캄캄하기도 했어요.
하지만 방법이 없는 것은 아니라는 것은 희망이 있다는 메시지라고 생각했어요. 정상보다는 좀 떨어지고 많이 불편하지만 "혈액투석"이라는 게 있다는 걸 알았고, 정상 기능을 할 수 있는 "신장이식" 하는 방법이 있다는 걸 알았으니까요. 남편과 우리 가정을 살릴 수 있는 신장이식 정말 잘한 결정이라 생각합니다.

Q. 신장이식 수술 전과 후에 환자의 어떤 부분이 달라졌을까요?

A. 수술 전에는 음식 먹는 것에 스트레스를 많이 받았습니다. 단백질을 많이 섭취하면 조금 남은 신장기능이 단백질을 분해하는 데 무리가 간다고 고기류를 거의 못 먹었고, 야채나 과일은 칼륨이 많이 들어 있어 먹을 수가 없었고, 흰밥 외 정말 먹을 것이 없었는데 이젠 대부분 먹을 수 있어서 정말 좋습니다.

신체적 변화로는

1) 얼굴에 검버섯처럼 또는 기미가 한 점 짙게 끼어 있었는데 그때는 골프 치고 야외 활동하느라 그런 줄 알았는데 거의 사라지고 있음을 느낍니다.
2) 겨울철엔 추위를 많이 타서 욕실에 샤워하러 들어가기가 어려울 정도였는데 지금은 어느 정도 추위는 춥다고 안 하네요.
3) 온몸에 각질이 일어났어요. 샤워를 마치고 나면 다리부터 몸통에 머리까지 온통 각질과 피부가 거칠어지고 가려움증을 많이 느껴서 벅벅 긁어야 했고, 유아용 크림을 듬뿍 발라서 진정시키곤 했는데 지금은 언제 그랬냐는 듯 말끔히 사려졌습니다.
4) 팔꿈치 쪽에 사마귀가 2개 있어서 잡히는 대로 손톱으로 뜯어내곤 했는데 어느 날 보니 흔적만 남고 말끔하게 없

어졌어요.

5) 눈썹이 점점 엷어지고 한때는 가슴에도 털이 조금 있었는데 가슴 부위 털과 겨드랑이털이 거의 자취를 감출 정도로 희미해졌었는데, 요즘에 보니 털이 다시 자라나기 시작했어요. 가슴과 겨드랑이가 거뭇거뭇 보입니다.
6) 발톱에 무좀이 좀 있었는데 점점 좋아져서 지금은 원래의 발톱 모양으로 좋아졌습니다.

이런 변화는 그간 신장이 정상적인 기능을 잘 못 했는데 지금은 아마도 혈액이 잘 걸러지면서 불필요한 독소나 노폐물을 잘 걸러내 줘서 좋아지지 않았나 추측을 해 봅니다.

Q. 이식을 받은 지 수개월이 지났는데 현재의 생활은 만족하십니까?

A. 매우 좋습니다. 가정생활도 잘하고 직장에 출근해서 정상적으로 일을 하고 있습니다. 집중해서 일하다 보면 낮에 졸리고 피곤하고 힘들지만 점심 가볍게 먹고 의자에서 잠깐 수면 습관을 들이고 있습니다. 수술 전과 달리 좀 늦은 저녁이 되면 많이 졸리고 피곤하네요. 체력이 달리나 싶기도 한데 차라리 잘 됐다 싶기도 합니다. 졸리고 피곤하면 자는 게 최고죠. 되도록 11시 이전에 자려고 노력하고 있고 운동도 꾸준히 하고 있습니다.

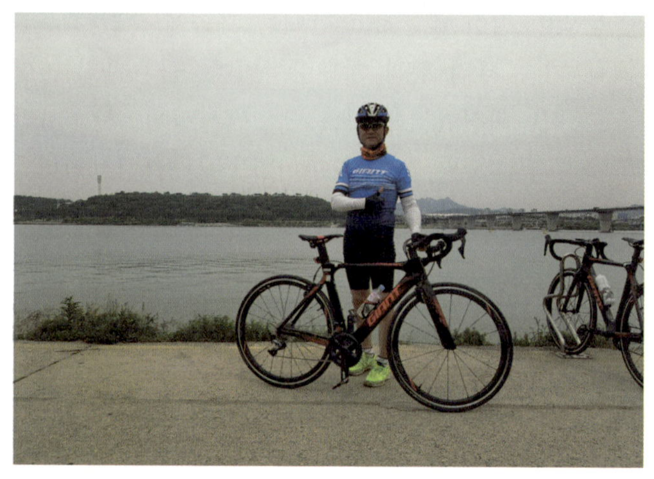

| 그림 5-1 | 라이딩

Q. 퇴원 후 수술 부위에 통증이나 이상은 없나요?

A. 지금 수술 후 특별히 통증을 호소할 만한 것은 없습니다. 수술 부위가 배꼽 쪽으로 살짝 통증이 느껴질 때도 있습니다. 월 1회 외래를 가는데 갈 때마다 통증이나 수술 부위가 아프다던가 신체의 변화 등 특이사항은 별도로 메모해 가지고 가서 의사 선생님께 물어보니 별거 아니다 그러시네요. 혈압은 조금 높아서 매일 혈압약을 먹고 정상을 유지하고 있습니다. cr은 정상인보다 조금 높은 1.56 수준인데 이식한 사람의 경우 정상인과 같을 수 없다면서 1.6대에서 유지되는가 보다 하시네요.

case 2. 부부(남편→아내)간 신장 공여

이 환자는 오십 대 초반의 여성 환자로 남편에게서 신장을 기증받아 수술한 사례입니다.

프랜차이즈 피자점을 운영하는 김*자(신장환자) 씨 가정은 운수업에 종사하는 건강한 남편과 슬하에 군에 간 큰아들, 고3 아들을 둔 평범한 가정입니다.

피자점을 운영하는 김*자 씨는 5~6년 전부터 "만성 신부전"이라는 병을 얻어 수술한 사연입니다.

부모 형제 중에 특별히 아픈 사람이나 신장병을 앓은 가족력이 없었던 터라 대수롭지 않게 생각하고 안정을 취하고 관리만 잘하면 현재 상황을 유지할 수 있다고 생각하고 있었죠.

처음엔 프랜차이즈 일의 특성상 바쁠 때는 식사도 챙기기 힘들 정도로 바쁘고, 늦게까지 일하는 경우도 있어서 늘 몸이 피곤하고 그래서 안 좋아졌나 생각했지요.

신장에 병이 있다는 사실을 알게 되었을 때는 병세가 심각한 상황이 아니었기 때문에 근처에 있는 한의원을 찾아 한의원에서 권하는 침을 맞아가며 병을 관리하고 있었습니다.

상태가 좋아지거나 특별히 나빠짐도 없어서 그렇게 병세가 유지되는가 싶은 생각도 들었죠.

그러다가 오랫동안 다니던 한의원에서는 더 이상 침으로 다스릴 수 없는 상황까지 온 것 같다며 큰 병원에 가서 정밀검사를 받아보라고 권유받기에 이른 것이죠.

그렇게 해서 유명 대학병원을 찾게 되었고 현재의 신장병 상황을 정확하게 정밀검사하고 그 결과에 따라 전문의의 처방을 받게 되었습니다.

좀 늦게 안 사실이지만 신장병이라는 게 한 번 나빠지면 다시 예전의 정상 상태로 되돌릴 수 있는 특별한 방법이 없다는 걸 알았고, 병원에서도 현재의 상태를 지속적으로 관찰하면서 상황이 더 악화하지 않도록 유지하는 쪽으로 관리하는 게 최선이라고 했습니다.

날이 갈수록 상황은 더 악화되어 신장 수치인 크레아틴(cr)이 8.0대까지 올라갔어요.

이쯤 되니 의사 선생님은 어렵게 말을 꺼냈습니다.

더 이상 유지가 어려우니 신장이식이나 혈액투석 등 다른 방법을 찾아야 한다고……

투석은 결국 뇌사자나 기증자를 기다리며 연명하는 조치로 기증자가 나타나지 않으면 몇 년 길게는 십 년 이상 걸릴지 모를 일이고, 근본적인 대책도 아니라는 걸 알았죠.

궁극적으로 신장이식을 하는 방법밖에 없다는 것인데, 문제는 누구에게 이식을 받을 수 있느냐? 누가 이식해 줄 수 있느냐?는 이야기였습니다. 저에게는 형제자매도 있고, 남편도 있고, 아들도 있지만 누구에게도 꺼내기 어려운 얘기잖아요.

불행 중 다행이라면 착하디착한 남편이 평소에 내가 이식해 줄 테니 걱정하지 말라고 하면서 위로를 해 줬었지요.

그러면서 남편은 평소에 신장이식 수술은 두 번 할 수는 없는 수술이니 "60세까지는 잘 관리해서 버텨"라고 했습니다. 이식한 신장을 잘 관리하면 30년 이상 쓸 수 있고, 그래야 죽기 전 90세까지 한 번만 수술하고 갈 수 있다는 이야기를 수 없이 들어왔지만 실제로 닥치니 어떻게 수습해야 할지 정말 막막한 상황이 됐죠.

투석도 이식도 받지 않고 버틸 때까지 최대한 버텨보자고, 견뎌보자고 맘을 굳게 먹었지만, 의사 선생님은 "cr 6이 넘어가면 이식이든 투석이든 결정해야지 이대로 놔두면 지금은 신장만 아프지만 나중에는 그에 따른 합병증으로 신장 주변의 다른 장기도 망가질 수 있다."고 설명을 해 주셨습니다.

나는 환자이지만 지금까지 일상생활에 거의 지장을 받지 않고 살고 있었고, 이대로도 계속 살 수 있을 것만 같았는데 의사 선생님을 말씀을 허투루 들을 수 없는 일, 결국 투석을 받기로 하고 목에 카테터를 삽입했습니다.

비교적 짧은 기간이었지만 투석을 하러 다니는 모습을 본 아이들이 저보다도 더 힘들어하는 것 같았습니다. 아마도 이러지도 저러지도 못하는 자신들을 책망이라도 하듯, 엄마를 걱정하는 표정이었다고 할까요?

그렇게 한 달을 투석하며 살았고, 결국 남편의 신장을 이식받기로 결정했죠.

고맙게도 남편은 기꺼이 신장을 공여해 주겠다며 환자와 기증자 적합성 검사를 받았습니다.

나도 B형, 남편도 B형 혈액형에는 문제가 없었고, 적합성 검사도 전체적으로 양호하게 나와서 바로 수술 날짜를 정했죠. 그날이 지난 2018년 5월 23일입니다.

Q. 투병 전에 무슨 병력이 있으셨나요?

A. 딱히 지병은 없었습니다. 평소에 몸이 뜨겁고 혈압이 높은 상태였어요.
우리 친정 식구들이 모두 혈압이 높은 편이었지만 모두 건강 체질이었습니다.

돌이켜 생각해 봐도 집안 내력이나 지금까지 먹어왔던 식습관이 나빴다고 생각하지는 않아요. 〈고혈압〉〈몸에 열이 있다〉〈숙면하지 못한다〉 외 별 문제가 없었던 것 같아요.
아마도 평소에 혈압이 높았던 것을 관리해 주지 않아 신장에 부담을 주지 않았을까 짐작을 하게 되네요. 그러면서 이런저런 이야기를 듣고 관련 책자를 보자니 고혈압이 신장을 위험하게 한다는 정보를 알게 되었습니다. 아마도 장기간 고혈압을 방치한 것이 제일 문제였던 것으로 추정합니다.

Q. 남편이 신장 공여를 흔쾌히 동의해 주셨나요?

A. 평소에 신장을 공여해 주겠다고 입버릇처럼 이야기했죠. 다만 수술을 최대한 늦출 수 있도록 관리 잘하라고 했었지요.
앞에서도 이야기했듯이 사람의 신장은 두 개뿐이라 한 개 이식하면 이 수술을 두 번은 할 수 없으니 잘 관리해서 60세쯤 한 번만 하고 살자는 이야기였습니다. 그렇게 병원에 다니면서 혈액투석을 받으며 지내다가 남편과 함께 신장이식을 위한 준비 "장기기증 적합성 검사"를 받았고 검사 결과 적합 판정이 나왔지요.
그러자 병원에서는 바로 신장이식 수술 날짜를 잡아주더군요. 수술 예약 날짜가 다가오자 남편은 내가 말을 꺼내기도 전에 먼저 회사에 휴가계를 내고 병원에 눕더라구요.
아마도 공여받는 내가 미안해할까 봐, 또 그런 거 생각하지 말고 맘 편하게 수술받고 건강 찾으라는 배려였으리라 생각하니 정말 눈물겹도록 고맙고 미안한 마음입니다.

Q. 남편의 신장 공여 결정에 대해 어떻게 생각하세요?

A. 남편도 어려운 결정이었으리라 생각합니다.

큰아들도 기증하겠다며 수술할 거면 빨리 말하라네요. 군대 입대하기 전에 해야지 군에 들어가서 장기기증 검사하려면 검사받는다고 왔다 갔다 해야 하고, 또 수술하게 되면 수술한다고 부대와 병원을 왔다 갔다 해야 하니 복잡해진다고 하면서요.

저는 신장병으로 좋아하는 과일, 야채 등 먹고 싶은 것도 못 먹고 고통스러운 나날이었지만, 그런 남편과 아들이 있어서 몸은 아팠지만 마음만은 정말 행복했습니다.

나와 우리 가정에 찾아온 불행을 함께 이겨내자고 하는 우리 식구들 모두의 의기투합이랄까, 가족을 사랑하는 마음과 모두가 행복해지길 바라는 마음으로 여기며, 여러 가지로 아이들 아빠와 아들들에게 정말 고맙게 생각하고 앞으로 건강 지키면서 더 열심히 살고 잘해야겠다고 다짐하게 됩니다.

아 참, 군대 가기 전에 장기이식한 사람은 군 면제가 된다고 하네요. 수술 후 뒤늦게 안 사실이지만 이런 배려도 있다고 하는군요.

Q. 남편은 수술하고 난 다음 경과가 어떻습니까?

A. 남편은 수술하고 나서 마취가 풀리면서 수술 부위가 아프다고 아프다고 하면서 수술 부위를 부여잡고 병원에 입원해 있는 동안 내내 허리를 구부린 구부정한 모습으로 다녔어요.

퇴원해 집에 와서도 내내 아프다고 했답니다. 절개 수술했는데 왜 안 아팠겠어요. 많이 아프겠지.
근데 제 경험상 그렇게까지 아픈 건 아닐 건데 좀 엄살도 많이 들어 있는 것 같았지만 다 이해하고 정말 미안하고 감사하게 생각합니다. 누구나 상상만 해도 아픈 수술을 본인이 직접 받았다는 것이고, 특히 병원 한 번 안 다녀본 사람들은 주삿바늘 한 번 들어가는 것도 아프다고 하잖아요.
지금은 회사에 출근해서 일 잘하고 계시고, 바쁠 때 프랜차이즈 일도 도와주고 아프다는 소리는 전혀 안 하고 잘 지내고 있죠. 음식도 특별히 가리는 것 없이 둘이 잘 지내고 있습니다.

Q. 퇴원 후 수술 부위에 통증이나 이상은 없나요?

A. 지금 수술 후 약 8개월이 지났는데 특별히 고통을 호소할 만한 것은 없습니다. 수술 부위가 가끔 쑤시는 정도인데 수술 후 한 1년 정도는 통증이 약간 있을 거라고 의사 선생님도 이야기하셨고, 크게 신경 쓰지 않고 있어요.
그리고 한 달에 한 번씩 병원에 가서 검사 및 의사 선생님 상담하면서 문제 있거나 궁금한 것은 물어가면서 처방받아 대응하고 있습니다.

Q. 수술 전후 요양센터에 방문한 적이 있나요?

A. 우연히 지인을 통해 알게 된 경주에 있는 암 환자, 신장병 환자들이 머무는 곳에서 요양을 다녀온 적이 있습니다.

Q. **마지막으로 신장병으로 투병하시는 환자와 가족에게 한 말씀 하신다면?**

A. 신장병 환자와 가족 여러분!

신장병은 누구에게나 찾아올 수 있는 질병입니다. 신장 질환에 안 걸리게 너무 자극적인 음식을 과식하지 않도록 평소 관리하는 습관이 필요합니다.

특히 고혈압은 방치하지 마시고 적극적으로 병원 치료받으세요. 젊을 땐 괜찮지만 나이 들면 어떤 형태로든 나타납니다.

그리고 식생활에서 다 아시는 것처럼 우리나라 음식이 너무 짜고, 맵고, 달고 자극적인 것만 찾고 있잖아요. 입에 넣고 씹을 때는 즐겁지만 나중에 비만이다, OO병 걸린다 생각하면 평소 식습관과 규칙적인 생활, 수면 생활 등 관리 잘하면서 살아야 합니다.

그것이 부모에 효도하는 것이고, 가정의 평화와 가족들에게도 부담을 안 주는 최선입니다.

case 3. 부모가 자식(엄마→딸)에게 신장 공여

28세의 직장인 여성 김*선(가명) 양의 사례.

이 여성은 고등학교 2학년 때 발이 퉁퉁 붓는 등 신장병 의심 증상이 나타나기 시작했고 인근 종합병원에서 "사구체신염" 진단을 받았습니다.

보통 체격보다는 다소 왜소한 여학생은 음식을 가리지 않고 뭐든 잘 먹는 편이었고, 별 불편함 없이 학교생활하고 있었는데, 유독 다리에 심하게 부종이 생겨 병원 검사를 해보니 당시 크레이틴(cr) 수치가 2.0으로 나왔다고 기억하고 있었습니다.

이 수치는 여성 cr 기준치보다는 약간 높은 수준으로 생활에 크게 불편을 느끼지 않았지만 그 후부터 병원치료를 받으며 집중관리를 했음에도 cr 수치는 점점 올라가고 발병 5년여 만에 6.0대를 넘어서게 되었을 때 의사 선생님은 이젠 투석이나 이식을 결정해야 한다고 권유받았다고 합니다.

cr 6.0대를 넘어서면 유지 관리하는 것이 의미가 없다는 거죠. 즉 더 치료해도 다시 정상으로 돌아갈 수 없고, 신장기능에 따라 주변 장기에 무리를 줄 수 있기 때문에 수술을 받거나 투석 준비를 해야 한다는 것이었습니다.

나름으로 열심히 병원치료와 식이요법 등으로 관리해 왔지만 결국 수술 권유받았고 가족과 상의한 끝에 결국 부모님 누군가로부터 신장을 기증받기로 하였습니다.

적합성 검사에서 적합 판정을 받은 어머니께 신장을 기증받아 성공적으로 수술을 했어요.

수술 8개월이 되는 현재는 cr 1.20대로 정상보다는 약간 높지만 이는 수술 후 약 1년 이내는 수치가 유동적이므로 월 1회 정도 통원하면서 경과를 지켜보고 있는 상황입니다.

물론 생활에는 전혀 지장이 없지만 예전처럼 식이요법이나 병원 주의사항은 철저히 지키면서 제시간에 약 복용하는 것을 잊지 않고 있습니다.

수술 전과 비교하면 만족스러운 생활을 하고 있으며, 어머니와 함께 밝은 모습으로 인터뷰에 응해 주었습니다.

환자(딸)를 두 번 낳아 주신 어머니께 감사의 말을 전했습니다.

Q. 딸에게 신장 질환이 있다는 걸 언제 알게 되었나요?

A. 고2 때 딸 아이의 다리가 너무 퉁퉁 부어서 병원에 가게 되었는데 동네병원에서는 진단이 안 되는지 큰 병원에 가서 정밀검사 받을 것을 권유받아 대학병원에서 정밀검사를 받고 "사구체신염"이라는 진단을 받게 되었습니다.
수치상 심각하지는 않았지만 다리가 지나치게 부어 있어 학교생활에 지장을 받아 그때부터 입원 치료와 통원치료를 반복하며 관리했지요.

Q. 신장이 나빠지게 된 원인이 뭐라고 짐작하시는지?

A. 우리 아이는 기립성 저혈압이었습니다. 젊은 여성들에게 간간이 있는 증상이라고 하던데 이로 인해 응급실을 몇 번 찾았었죠. 저녁엔 혈압이 높았다가 정상이 되기도 하고 혈압이 불안정했어요.
생리통이 시작되면 홍삼을 먹이기도 했는데 이런 것들이 원인이 아닌지 의심이 듭니다.
몸에서 열이 나거나 혈압이 비정상이었던 것을 바로 잡았어야 하지 않나 싶습니다.

Q. 신장병이 발병하고 얼마 만에 수술하게 되었는지요?

A. 병원에서 진단을 받고 계속 병원에 다니면서 치료를 받으며 직장생활도 하고 있었는데 어느 날 한 달 동안 입원을 해야 하는 경우도 있었습니다.
그렇게 투병 생활을 하면서 관리해 왔지만 병이 진행되는 것을 막지는 못했지요.
일정 수치를 넘어서자 의사 선생님의 투석 권유가 있었고 투석이든 이식이든 생각하지 않을 수 없었습니다. 그렇게 병이 발견되고 한 5년쯤 만에 신장이식 수술을 하기로 결심하고 딸에게 기증하게 되었습니다. 혈액투석을 한다고 해서 완치가 되는 것이 아니라는 것을 알았고 결국엔 이식이 최선이고 그것도 낳아준 엄마라면 완치가 될 것 같아서 수술했어요.

Q. 신장기증이라는 선뜻 나서기 어려운 일인데 큰 결정을 하셨습니다.

A. 딸이 아프다니 엄마로서 주저할 것이 뭐가 있을까요. 모든 부모가 다 그렇듯 자식에게는 뭘 줘도 아깝지 않고 한없이 주고 싶은 것이 부모 마음이고, 딸은 나의 전부같이 여기며 살아왔는데 이렇게 아파하고 또 주 3회 투석치료를 받아 살고 있는 상태인데 당연히 해야 한다는 생각만 들었어요.

낳아서 키운 내 자식인데 신장투석을 하면서 평생을 또는 수 년을 고통받으며 살게 할 수는 없었지요. 그런 마음으로 주저 없이 나섰습니다.

Q. 이제는 직장에 다니나요?

A. 아직은 집에서 요양 중입니다.
병원은 한 달에 한 번 신장 수치 검사를 하고 결과를 보는 진료를 받고 있지만 면역억제제의 영향인지 얼굴에 여드름이 나고 빨갛게 부어 올라있는 상태이고, 특히 눈 아래에서 목 부분까지 좀 부어 있는 상태에요.
이것도 다 나았으면 좋겠지만 수술 후 어느 정도의 부작용은 있을 수 있다고 의사 선생님이 말했는데 그게 얼굴이다 보니 답답하더라도 당분간은 집에서 요양시키려고 합니다.
그 밖에 아이의 상태는 좋습니다. 잘 먹고, 편안하게 지내고 있습니다.

Q. 신장기증 수술 후 어머님의 건강은 어떤지요?

A. 수술받고 다 괜찮은데 그게 원인인지는 모르겠지만 변비가 있어서 좀 고생했어요. 특별히 아프거나 하지는 않았지만 기분 탓인지 변비가 와서 꼭 수술 때문인가 싶기도 했지만 의사 선생님 물어보면 관계없다고 합니다. 당분간 그런 거라 생각하면서 지내고 있습니다.
집 근처에 음식점을 개업해서 일도 하고 있구요, 입원 전의 건강 상태로 활동하고 있습니다.

수술 때 조금 아프긴 했지만 아이가 건강해지니 정말 맘 편하게 지낼 수 있게 되었습니다.

Q. 장기기증에 망설이는 사람들께 한 말씀 해주신다면?

A. 저야 제 딸이 저렇게 되어 병원을 오가고 있으니 앞뒤 생각할 것 없이 이식수술 했습니다. 어린 딸이 신장병을 앓으며 병원 다니는 것이 너무나 안타까웠던 터라 좀 더 빨리하고 싶다는 생각을 할 정도였습니다.

모든 부모의 마음이 다 그럴 거라 생각합니다만, 엄마로서 아이에게 그런 병이 생긴 것이 꼭 내 책임같이 느껴져 한동안 정말 괴롭기도 했지요.

차라리 내가 그 병에 걸렸더라면 좋겠다고 자책하며 원망하기도 하고, 또 아이의 건강을 챙기지 못했다는 생각에 힘들 때도 많았습니다.

이렇게까지 되지 않도록 평소에 아이의 건강검진과 생활습관을 바르게 잡아주고 편식이 되지 않도록 하고 또 맵고 짠 음식, 자극성이 강한 음식은 피하도록 관리해 줬어야 했는데….

먼저 이식해 준 경험자로서 이식은 그다지 힘들거나 어렵지 않은 수술이므로 새 생명을 살린다는 마음으로 용기를 내시라 권유합니다.

그리고 우리 자녀들이 이런 상황으로 나빠지기 전에 예방이 최선이라는 것 잊지 말아 주시기 바랍니다.

case 4. 타인(뇌사자)이 타인에게 신장 공여

만성신부전 환자인 장*진 씨는 2002년 당시 33세 때부터, 만성신부전을 앓게 된 환자로 신장 질환의 원인은 고혈압에 의한 신장 질환으로 의심된다고 한다.

한국에서 대학을 졸업한 뒤 일본 동경에서 유학하였고, 유학기간 중 동경의 코리아타운이라 불리는 신주쿠 오쿠보 지역에서 요식업 사업에 뛰어들어 장기간 일본에 체류하였다고 한다.

지금은 정치적인 이유로 한일관계가 최악이라 유감이지만 당시는 한류 바람을 타고 요식업 사업이 번창하여 수입도 안정적이었고 무리하지 않고 별걱정 없이 생활할 수 있었다고 회상했다.

젊은 나이이기도 했지만 고혈압 외 특별한 지병은 없었으며 매우 건강한 편이었다.

요식업 사업을 한다고 하지만 겉보기나 상상과는 달리 장*진 씨 본인은 일절 술을 입에 대지 않았던 사람이었고, 적당한 운동도 하면서 지내던 중 갑작스레 신부전을 앓게 된 케이스이다.

2002년경부터 신부전 약물치료를 시작하였으며, 이후 2007년경 크레아틴 수치가 8.0대에 이르러 신장 투석을 권유받고 그렇게 정기적으로 병원 신세를 지게 되었다.

투석 치료를 받으면서 적합한 신장 기증자를 찾아야 했으나, 일본에 사업을 챙겨야 했기 때문에 한국과 일본을 오가며 투병 생활을 했고, 국내 병원에 신장이식 대기등록을 하고 기증자를 기다리고 있었다.

일본에 체류하는 시간이 훨씬 많았지만 일본에서는 자국인 외 외국인에 대한 신장 기증을 받을 수 있는 제도가 없다고 했다. 오랜 투석 끝에 합병증으로 심부전도 앓게 되었고 더 이상 견디기 힘들어 결국 사업은 부인에게 넘기고 한국에 들어와 "신장이식 대기"를 할 수밖에 없었다.

신장이식 대기는 기증자 대부분이 뇌사자에게 신장을 기증받아 이식수술을 해야 하는 상황이기 때문에 한국에 거주하면서 병원에서 호출받는 즉시 병원으로 달려갈 수 있는 태세여야 한다고 했다. 말 그대로 5분 대기 상태여야 한다.

신장이식 대기는 등록 당시만 해도 대략 5~6년이면 기증을 받을 수 있을 거라던 의료기관의 설명과는 달리 무려 12년이란 세월이 지난 지금에야 뇌사자 기증을 받는 행운을 얻을 수 있었다고 회상했다.

기증자(뇌사자)에겐 정말 안타깝고 미안한 마음과 또 무한히 고마운 일이지만, 십수 년을 투석에 의존하다 보니 건강은 최악이었고, 일상생활도 불편함을 이루 말로 다 형언하기 어렵다고 그간 투병 생활을 설명해줬다.

신장은 심장에서 보내진 혈액이 혈관을 타고 내려가다가 흐르는 혈액의 약 20%는 신장으로 들어가 여과시키는 역할을 한다.

노폐물 등 걸러내고 다시 혈관으로 보내져 심장으로 돌아가는 과정을 거치게 되는데, 장기간 투석을 하다 보니 정상적으로 걸러지지 않는 혈액이 원인이 되어 심장에까지 무리가 가면서 신(腎)부전에 더하여 심(心)부전이라는 합병증까지 발병하게 되는 최악의 상황을 맞았다고 한다.

불규칙한 심장 박동을 보조하는 장치를 일본에서는 "페이스메이커"라고 하는데 둥근 벨 모양처럼 생긴 장치를 오른쪽 가슴팍 피부 안쪽에 심어 심장이 멎지 않도록 도움을 받아 가며 지금까지 살아왔다고 했다.

보통 사람 같았으면 진작에 생을 포기하고 싶었을 것인데 그분의 무던한 성격과 산전수전을 겪은 내공, 그리고 가족과 가까운 지인들의 염려와 지원으로 신장병을 극복하고 극적으로 회생한 사례라 할 수 있다.

Q. 수술 후 최근 근황은 어떠신지요?

A. 지금은 크레아틴(cr) 0.90, 혈압도 정상으로 최상의 컨디션입니다. 그래도 아직 가슴에 제세동기를 달고 있는 등 문제는 몇몇 앉고 있지만요.

장기간 투석하면서 투석으로 소변을 걸러내다 보니, 수술한 지금도 정상적인 소변은 거의 보지 못하고 있습니다.

이유는 혈액투석을 하면서 방광을 거의 쓰지 않았기 때문에 방광이 쪼그라들어 보통 사람의 방광 용량이 500~1,000cc라면 본인의 경우 50~100cc 정도로 작아져 있습니다. 신장이식 후 지금은 자력으로 소변을 거르는 기능이 생겨 방광에 소변을 저장할 수 있게 되었고 조금씩 늘어나 약 200cc 정도의 상태이지만 아직 부족하기에 비뇨기약을 같이 복용하고 있습니다.

이 때문에 장거리를 이동하려면 방광이 작아져 있는 것을 염두에 두고 한 시간에 한 번은 소변을 봐야 하는 불편함이 남아 있습니다. 앞으로 조금씩 더 좋아지겠지만 지금은 그렇고, 그리고 얼굴이 좀 붓습니다. 아마도 이식수술 후 복용하고 있는 "소론도"라고 하는 면역억제제 때문이라고 합니다.

수술후유증으로 수술 부위는 아직 내 살이 아닌 느낌이 듭니다. 의사 선생님께 물어보니 그런 느낌이 한 1년은 간다고 걱정하지 말라고 해서 안심하고 있지만요.

음식은 하루 1~2끼니를 먹고 있습니다. 3끼를 다 먹어도 되지만 급격히 늘어나는 체중이 걱정돼서요. 76kg에서 78kg으로 늘었고, 체중이 늘어나면 면역억제제 양도 다시 조절을 받아야 하거든요. 그렇게 지내고 있습니다.

Q. 투병하면서 가장 힘들었을 때는 언제였나요?

A. 정상적인 생활이 안 된다는 거죠. 활동에 제약이 많아서 경제활동도 거의 할 수 없었고 그것이 계속되다 보면 자존감이 많이 떨어지는 것은 물론, 무기력증에 이것이 오래가면 우울증도 온다고 합니다.
그런 상태가 지속되었기 때문에 가정사도 평탄치 않아 아내와의 트러블도 많이 있었고, 이혼을 요구하는 아내와 결국 헤어지게 되었습니다. 정상적인 부부생활도 안 되고 여러 가지 사유로 아내가 이혼을 요구하는 데 안 해 줄 수도 없는 상황이 된 거죠.
말 그대로 우리 가정이 다 불행하게 된 거죠. 앞으로 어떻게 될지 모르겠지만 정말 힘든 나날이었다고 할까요.

Q. 수술 후 제일 좋은 점은 무엇인가요?

A. 1주일에 3번씩 투석을 받으러 안 가도 된다는 점이 제일 좋은 것 같아요.
투석 때문에 일상생활에 제약을 많이 받았지만 이젠 약만 챙기면 어딜 가든 걱정 없이 나설 수 있게 되었고, 음식도 뭐든 먹을 수 있게 되어 이제 정말 사람 사는 것 같습니다.

Q. 기증자는 어떤 사람이었나요?

A. 솔직히 누군지 모릅니다.
그 기증자를 알 수 있는 유일한 방법은 수술한 병원 측에 물어보는 것인데, 법적으로 누군지 가르쳐 주면 안 된다네요.
뇌사상태의 고등학생이었다고만 알고 있습니다.
어떤 사연이 있었는지는 몰라도 가족에게라도 고맙다는 말을 전하고 싶고, 일정 부분 사례라도 해야 도리라고 생각되지만 기증자 가족을 찾을 길도 만날 길도 없어 한없이 미안하고, 지면을 빌어 감사하다는 말과 앞으로 그분을 생각하면서 그 분이 주신 신장으로 건강하게 살아서 보답하겠다는 말씀을 드리고 싶습니다.
그분과 그 가족분들의 희생과 큰 결정에 깊은 감사의 말씀을 드리며, 건강하게 살아서 나와 같은 병을 앓은 사람들에게 희망과 용기를 불어 넣어주고, 좋은 일 많이 하면서 여생을 보내고 싶은 마음입니다.

Q. 외국에서는 투석을 어떻게 하던가요?

A. 지금까지 사업상 가까운 일본과 중국, 필리핀을 여행한 적이 있는데 현지 병원에서도 여러 번 투석을 받은 경험이 있습니다. 현지 투석은 각각 나라별로 천차만별이었는데요, 아무래도 선진국에서는 안심하고 받을 수 있는 반면 후진국으로 가면 의사의 실력과 의료시설, 위생환경 등 여러 가지로 많이 걱정되는 상황이었죠.

Q. 한국에서는 어떻던가요?

A. 신장병 환자는 모두 다 경험했으리라 생각되는데요, 지금은 많이 좋아진 셈이죠.
의료장비 수준과 위생 수준, 의료진의 기술과 의식 수준도 많이 높아졌다고 보고 있습니다. 지금은 도심에 투석 전문병원이 많이 있는데 투석 장비나 의료시설과 의료진의 수준이 처음 병원을 찾았을 때보다 많이 좋아졌다는 걸 느낍니다. 투석 환경도 위생관리는 물론이고 침상의 높낮이를 전동으로 조절할 수 있고, 천정에 TV까지 설치해서 투석 중에 영화나 TV를 보면서 지루하고 긴 4시간 보낼 수 있는 편의시설이 되어 있어 투석 시간이 훌쩍 지나가는 것 같습니다.
그래도 세심하게 살펴보면 환자들이 부담스럽게 느끼는 바늘 통증과 혈관 통증 등 더 개선이 필요한 부분이 있는 것 같아요.
한국에서의 1회 투석 비용은 병원마다 다르지만 약 1만 원에서 2만 원 전후로 지불했습니다.

Q. 일본은요?

A. 의료선진국인 일본에서는 좀 안심하고 투석을 맡길 수 있었습니다.
투석환자들은 투석하기 전에 팔에 투석용 혈관을 심어 놓는데, 담당 간호사들은 환자별로 주의사항이나 특징을 교대 시간이 되면 다음 간호사 간에 인수인계를 잘해서 투석을 시행하고 마무리까지 실수 없이 투석을 받을 수 있었고, 장비나

시설은 한국과 비슷한 기계를 쓰고 있었던 것 같아요.
특히 투석용 혈관 바늘은 보통 굵은 쇠바늘을 쓰지만 일본에 이용하던 병원에서는 환자의 부담을 덜어주기 위해서 인지 쇠바늘이 아닌 흔히 수액 맞을 때 사용하는 유연성 있는 플라스틱 바늘을 써서 했습니다.
투석을 받아 보신 분들은 아시겠지만 4시간여를 투석하는 도중에 꼼짝 안 할 수는 없잖아요. 쇠바늘의 경우 투석 중에 몸을 약간만 움직여도 통증을 느껴지는데 유연성 있는 바늘을 사용하니 통증 같은 부담이 훨씬 적게 느껴졌어요.
그리고 투석은 보통 일주일에 3번씩은 해야 하는데 굵은 주삿바늘을 팔뚝 혈관에 꽂을 때마다 처음엔 통증을 느끼다가 여러 차례 반복하다 보면 나중엔 바늘 꽂는 것 자체가 공포로 다가오는 환자도 있다고 합니다.
그런데 일본에서는 바늘 찌를 자리에 미리 1시간 전에 마취성 "패치"를 붙이고 병원에 도착하면 그 자리에 바늘을 넣어 바늘 공포를 느끼지 않고도 투석을 받을 수 있었습니다. 이래서 선진국이구나 하는 생각이 들었죠.
투석 비용은 일본에 의료보험이 있는 사람은 무료입니다.
정확히 말하면, 투석치료비의 90%를 의료보험에서 부담해 주고, 5%는 동경 도에서 나머지 5%는 지방자치구에서 비용을 지원하기 때문에 환자는 실제 돈을 내지 않아도 되었습니다.
만약 보험이 없는 외국인이었다면 투석 1회에 4만 엔(약 40만 원)이 드는 고비용이라 치료받기가 많이 부담되었겠지요.

Q. 중국은요?

A. 사업 때문에 중국 심양 등 자주 가게 되었는데, 위생 수준이 한국보다 훨씬 뒤떨어져 투석을 받으면서도 이곳에서 안전할까? 잘 할 수 있을까? 솔직히 걱정이 많이 되었습니다.
바늘이며, 침상이며, 붕대며 상상보다 나빴지만 갔으니 어쩔 수 있나요? 근심스럽게 바라보며 별일 없기를 바라는 마음으로 받을 수밖에 없었지요. 지금쯤은 중국도 수준이 많이 좋아졌겠지만요. 투석 기계야 중국도 우리나라처럼 일본제나 독일제를 많이 쓰니 비슷하겠지만 관리 면에서는 많이 낙후되어 있었다고 기억합니다.
비용은 여행자로 갔으니 보험 없이 1회에 600~800위안으로 우리 돈 12만 원 정도 지불했습니다.

Q. 필리핀은요?

A. 여기는 중국보다 더 심각했던 것으로 기억합니다.
반창고에 붕대에 정말 비위생 그 자체였습니다. 장비 위생도 그렇지만 의료진의 수준에 환자를 대하는 자세도 차이가 느껴졌습니다. 그래서 해외 나갈 때는 항상 행선지 어디에 투석할 수 있는 병원이 있는지 살피고 사전예약이 필요한 경우도 있으니 잘 알아보고 가야 합니다.
예를 들어 병원이 없는 섬 같은 곳에 갔다가 비바람이 불기라도 하는 날에 꼼짝없이 갇히게 되면 정말 큰 일이거든요.
투석 비용은 1회 6~7만 원 정도로 다른 국가들보다 싸게 지불했습니다.

Q. 투석환자가 해외 여행 갈 때 꼭 알아둬야 할 것이 있다면요?

A. 여행 가서 해외에서 투석하게 되는 경우는 반드시 자기 병 상태가 어떤지 등 구체적 수치를 정확히 알고 나가야 합니다.

국내에서 치료받으면야 좋겠지만 나가야 할 경우 꼭 기록지 같은 것을 가지고 다녀야 정확한 투석을 받을 수 있어요.

투석하는 팔은 어느 쪽인지? 투석 중에 혈압이 떨어지기도 하는데 병원에서 일일이 챙겨 줄 거라 믿지 마시고 아프면 아프다, 쥐가 난다, 마비가 온다, 저리다 표현해서 본인 스스로 의료안전을 챙기기를 조언합니다.

저의 경우 간호사가 수시로 혈압을 체크해야 하지만 혈압이 50 이하로 떨어졌는데도 누구도 돌보지 않아 정신을 잃기 직전까지 간 경우도 있습니다.

의료진을 신뢰하는 것도 좋지만 서로 말도 안 통하고 문화도 다르니 본인이 체크하고 판단하는 것도 중요하다고 말씀드립니다.

또한 음식물도 염도나 당도, 칼륨 등 영양분의 수치를 잘 알고, 내가 먹어선 안 되는 음식이 무엇인지 항상 정확히 알고 다녀야 안심이 될 것입니다.

Q. 신장이식을 준비하는 분들에게 한 말씀 해 주시면...

A. 저에게 다시 정상인으로 살 수 있는 기회를 주심에 정말 감사합니다. 12년에 걸쳐 어렵게 잡은 기회를 절대 놓쳐서는 안 되겠지요. 앞으로 건강을 유지하면서 철저히 관리하면서

살겠습니다.

신장투석을 받는 분들께는 이식계획이 있다면 평소 만반의 준비를 하라고 말하고 싶습니다. 만반의 준비라 함은 지금 당장이라도 기회가 오면 수술받을 수 있는 건강 상태를 유지하라는 말입니다.

장기간 투석에 지치지도 말고, 심장, 혈압 등 지나치게 수치가 나빠져 있다던가, 감기에 걸려 있다던가 건강 상태가 안 좋아져 있으면 본인에게 수술 기회가 찾아와도 수술을 안 해줍니다. 저의 경우는 심장이 지극히 안 좋은 상태(심장 기능 20~30% 수준)에서 못할 수도 있었는데 수술 전 치료를 해서 다소 안정을 찾아 어렵사리 수술할 수 있었던 케이스였습니다.

저는 신장 질환을 오랫동안 겪으면서 가족과 생활 터전을 다 잃었습니다. 우선 장기간에 걸친 신장 질환으로 더 이상 일하는 것이 어려워졌습니다.

아내가 일본에서 제가 하던 요식업을 이어받아 딸아이와 같이 일하고 있고, 나는 뇌사자를 기다려야 하는 입장이라 수술병원이 있는 한국에서 투석을 받으며 대기해야 했습니다. 아들도 있는데 이 아이도 외국에 있었고 연로하신 아버지가 한국에 계셨지만 사실상 저는 혼자서 외로운 투병 생활을 해야 했습니다.

5~6년 기다리면 기회가 올 거라 생각했지만 실제로는 만 12년이 걸려 뇌사자 장기를 이식받을 수 있었습니다. 그나마도 정말 다행이라 생각하지만 그간에 겪은 고초를 생각하면 자신도 어떻게 이겨냈는지 신기할 따름입니다.

장기 질환을 겪는 동안 제 신장의 기능은 "0"이 되었으며 합병증으로 심장도 기능이 떨어져 정상의 20~30%로 "페이스 메이커"를 달고 겨우 유지하며 살아왔습니다.
투석을 받느라 팔뚝은 사진에서 보시는 바와 같이 엉망이 되었고 남들 보기에 험오스러울까 봐 여름엔 반팔을 입을 수가 없었습니다.

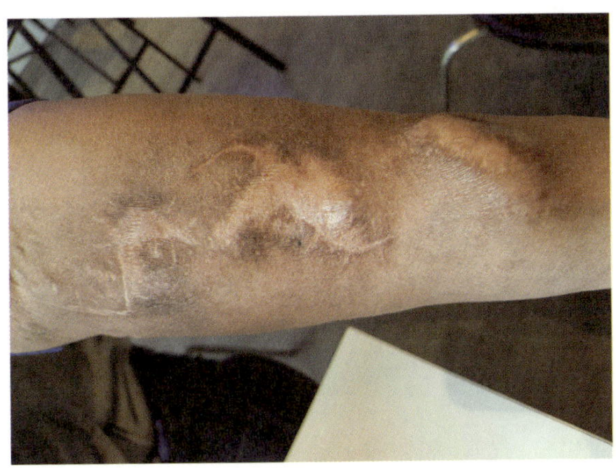

그림 5-2 팔뚝 혈액투석 혈관/12년 사용

힘든 세월이었지만 저는 신장이식 수술을 받았고 이렇게 일상생활을 하고 있습니다. 같은 병에 고통스러워하는 환우 여러분 희망을 잃지 마시고 잘 관리하면서 견뎌내면 반드시 기회가 올 것이라 믿습니다.

〈뜻밖의 비보〉

필자와 가까운 곳에 살았고 활달한 성격의 Case 4. 장*진 씨와는 통하는 것이 많았다. 직접적으로 알지는 못했지만 알고 보니 일본 유학 후배이자 국내 A 대학의 후배가 되기도 했다.

퇴원 후에도 몇 번 통화했는데 그는 여전히 바쁘게 지내는 듯했다. 나는 인터뷰를 위해 만나자고 청했고 그렇게 한두 번 만난 적이 있다. 건강과 사업에 관심이 많았던 그는 이런 책을 만든다고 하니 흔쾌히 시간을 내 인터뷰에 나와 줬다.

퇴원 후 근황을 물었는데 매우 자신감에 차 있었고 상태는 매우 호전적이며 완전 정상인처럼 얼굴도 많이 좋아진 것이 느껴졌고 마음도 편안해 보여 부럽기도 했다.

그러던 어느 날 아침, 나의 핸드폰에 비보가 날아왔다.

"故장*진 님께서 2018년 11월 2일 별세하셨기에 아래와 같이 부고를 전해드립니다"

그의 사망 소식에 나는 너무 충격을 받았다. 혈액투석을 12년씩이나 받으며 견디다 겨우 이식수술을 받았으며 그 고생을 다 해 새 삶을 얻었는데….

아직 젊고 진취적인 사람이었는데 아쉽다는 생각이 들었다.

그러면서도 "나는 괜찮을까?" 하는 생각에 갑자기 긴장되었다. 퇴원 후 4개월여 흐른 뒤였기에 너무도 빠르다는 생각에 정말 허탈했다. 사인으로 그의 가슴 위에 달고 다니던 "페이스메이커"가 떠올랐지만 정확한 원인은 알 수 없었다. 나도 요양 중이었던 관계로 조화로 인사를 대신하고 그분의 명복을 빌었다.

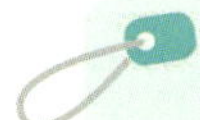

〈신장이식환자 비교〉

구분	Case 1	Case 2	Case 3	Case 4
직업	직장인	음식업(피자)	직장인	사업가
나이	51	53	28	47
성별	남	여	여	남
혈액형	B	B	AB	B
병명	IgA신부전	만성신부전	만성신부전	만성신부전
병력	고혈압, 불면증	고혈압, 수면 저하	고혈압	고혈압
가족력	없음	없음	없음	없음
투병기간	5년	5년	5년전	12년
투석기간	6회	12회	12회	12년
신장공여자	부인	남편	엄마	뇌사자(학생)
수술 전 치료	혈압약 복용 식이요법	혈압약 복용 식이요법	혈압약 복용 식이요법	혈압약 복용 혈액투석(팔)
수술 전 식사	저칼륨, 저단백	저칼륨, 저단백	저칼륨, 저단백	투석 중이었으므로 짜고 매운 음식 외 적당히 다 먹었음
수술 전 cr	11.0 (고위험)	8.0(위험)	8.0(위험)	장기투석
수술 후 cr	1.7 (다소 높음)	정상	정상	정상
수술 후 생활	발병 전 수준	발병 전 수준	발병 전 수준	사망
기타				

신장병 환자 복리후생 지원

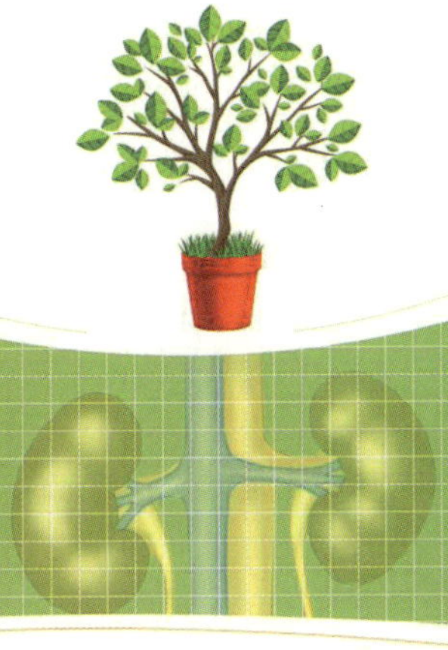

CHAPTER 6

신장병 환자 복리후생 지원

우리나라는 세계적으로도 빠지지 않는 복지 왕국인 만큼 신장병 환자에게도 다양한 복지혜택이 있다.

이제 갓 병을 얻어 투병 중인 분들은 관심이 덜하고 잘 모를 수도 있으나 이런 복지혜택을 꼭 찾아서 활용하면 좋다.

나의 경우, 같은 질환을 앓는 사람들에게 귀동냥으로 신장병 환자에게 무슨 지원이 있다더라, 뭐는 어떻게 해야 한다더라, 누구는 어떻게 했다더라 하고 입소문을 들으면 그 정보를 인터넷이나 관련 기관에서 찾아 참고하기도 했다.

나한테도 주어진 권리이자 혜택을 몰라서 못 쓰는 사람들이 있는 것 같은데 이런 혜택들이 보험공단, 연금공단 등 주변에 많이 있다.

경험자인 나의 입장에서 만성 신부전환자로 외래 치료는 오랜 기간 받아왔지만 그다음 단계가 되는 투석은 한 달도 받지 않고 바로 수술을 했다.

외래치료 → 투석 → 이식수술 → 수술 후 관리를 하고 있는데, 동사무소, 건강보험공단, 연금공단 등 기관을 찾아 묻고 지원이 될 만한 것들은 신청하여 도움을 받고 있다.

여러분들도 수고스럽더라도 꼭 챙기셔서 도움이 됐으면 좋겠다는 생각에 제 경험을 바탕으로 아래와 같이 정리한다.

1. 외래치료단계 지원

신장병 치료 시에서는 신장병에 대한 정보 외 지원이 될 만한 정보를 만나지 못했다. 이 질병을 앓고 있는 환자들의 경험담이나 정보지 등에서 신장병에 대해서 어떻게 대처하고 관리해야 하는지를 참고하도록 알려주는 수준이었다.

2. 투석단계 지원

신장병이 깊어져 투석을 받는 환자라면 여러 지원기관을 통해 지원을 받으실 수 있다. 혈액투석 시 투석 비용이 많이 들겠지만 건강보험에서 지원하기 때문에 회당 2만 원 안팎의 저렴한 치료비로 투석을 받을 수 있다.

병원뿐 아니라 우리나라 곳곳에 투석 받는 환자들을 돕기 위한 시설들이 많이 있다고 들었고 그중 하나를 소개하면 “재단법인 사랑의 장기기증운동본부”에서 운영하는 “제주 라파의 집”이다. 인터넷(www.donor.or.kr)을 검색해보면 자세한 정보를 볼 수 있는데 지친 환자들이 요양할 수 있도록 많은 편의를 제공하고 있다.

사전예약제라서 예약이 필요하며 제주도에 가면 사용할 수 있다. 제주에 도착하면 차량 픽업을 거의 무료에 가까운 가격으로 제공하며, 투석과 숙식도 그곳에서 제공한다고 하니 참 편리하겠다.

이런 기관이 우리나라 곳곳에 있다고 한다. 나의 경우는 투석 기간이 짧았던 케이스라 한 번도 이용해 본 적이 없다. 신장 투석하고 있는 환자로서 여행계획이 있다면 그 지역에 투석이 가능한 병원이나 숙박, 이동 등 지원을 받을 수 있는 시설을 찾아 이용한다면 아주 편리할 것이다.

대부분 사전예약제이니 가기 전에 어떤 것이 필요한지 알아보고 가야 좋을 것이다.

3. 이식수술비 지원

신장이식 수술을 한 환자라면 환자의 경제 수준(소득수준 등)에 따라 건강보험공단에서 병원비의 일부를 지원받을 수 있다.

대학생들 학비를 지원받는 것처럼 소득분위에 따라서 사후 수술비를 차등 지원받는다.

보험공단 기준으로 상위 고소득자라면 지원이 전혀 없을 수도 있지만 저소득환자라면 적잖은 지원을 받을 수 있다.

4. 복지 카드 지원

투석을 받고 있는 환자나 이식수술을 받은 환자에게는 복지 카드를 발급해 준다. 지역 동사무소에 가서 필요서류를 접수하여 신청하면 만들 수 있다. 나의 경우 투석 기간을 짧게 하고 이식수술을 했기 때문에 "장애 5급" 카드를 받았다.

장애인 등록이 되면 자동차를 이용할 때 공용주차(공항, 공공주차장, 관공서 유료주차장 등) 요금을 반값으로 할인받을 수 있으며, 고속도로 요금도 2,000cc 이하의 자가용 차량인 경우 반값으로 할인이 된다고 한다. 항공기나 철도를 이용할 때도 장애인으로 30% 전후의 할인을 받거나 지하철 G-Pass를 발급받아 지하철 전 구간을 무료로 이용할 수도 있다.

투석 기간이 3개월 이상 긴 환자는 "장애 2급" 복지 카드를 받을 수 있다. 2급은 혜택의 폭이 크고, 더 많아서 장기투병 생활을 하거나 수술 후 관리하며 사는 데 많은 도움이 될 것이다.

이렇듯 투석단계에서부터 다양한 기관이나 단체에서 지원해 주고 있으며, 신장이식 환자와 이식수술 후에 외래진료까지 많은 도움을 받을 수 있으므로 치료뿐 아니라 지원 혜택도 적극적으로 알아보시고 장기간의 투병으로 지친 심신을 위로하고 활력을 얻어 극복하길 바란다.

5. 신장 장애인 등록

신장 장애인 등록은 혈액투석이나 복막투석을 만 3개월 이상 지속적으로 받고 있는 환자나 신장이식 수술을 한 사람은 신장 장애인으로 등록할 수 있고, 장애인으로 등록하면 국가에서 지원하는 여러 가지 복리후생 서비스를 받을 수 있다.

지원하는 방법이나 지원 시 필요한 서류를 다음에서 간단히 안내하겠다.

실제 등록할 계획이 있는 분들은 직접 동사무소 복지과 또는 건강보험공단에 문의하여 준비하기 바란다. 국가에서 실시하는 복리후생 서비스도 계속해서 혜택 범위가 늘어나고 있으며, 그때마다 필요한 서류나 양식들이 변경 또는 추가되기 때문에 전화 문의 또는 방문하여 상담해서 정확히 준비하여야 헛걸음을 피할 수 있다.

필자도 장애인으로 등록하였으며 장애인으로 몇몇 혜택을 받고 있다. 또한, 국민연금에서 시행하는 장애 연금 제도도 있으므로 본인이 장애 연금 수급자에 해당이 되는지 여부를 알아보고 이용하면 많은 도움이 될 것이다.

표 6-1 **관련 사회복지 제도**

제 도	혜 택
1. 장애인 등록	• 신청 : 주소지 관할 읍, 면, 동 주민센터 • 서류 : 장애진단서 & 수술기록지
2. 장애 연금	• 신청 : 국민연금공단 거주지 관할 지사 • 근거 : 국민연금 장애심사규정 상 '4급 11호' • 서류 : 국민연금 장애심사용 진단서 & 소견서 *국민연금공단의 담당자와 통화 후 필요한 서류를 알아보고 방문. • 혜택 : 이식일로부터 6개월이 경과한 달부터 장애연금을 일시 보상금 형태로 수령이 가능.(단, 노령연금 기수급자는 장애일시 보상금과 노령연금 중 택 1)
3. 산정특례	(입원 전까지 산정특례 적용을 받지 않던 환자의 경우) • 신청 : 별도 신청 없이 입원기간 중 전산으로 산정특례등록을 해줌. • 혜택 : 이식수술이 포함된 입원기간부터 급여 비용의 10%를 본인이 부담. 외래에서는 신장이식과 직접 관련되 외래 진료급여비용의 10%를 본인이 부담.
4. 기타	• 신장기증자 군 면제 및 예비군 훈련 면제 • 근거 : 신체검진 결과 9급에 해당. • 신청 : 예비군 훈련 면제의 경우, 병무청에 병역처분 변경 신청.

1) 장애인 등록으로 받을 수 있는 지원

장애인 등록을 하면 장애등급에 따라 아래의 표와 같이 여러 가지 혜택을 받을 수 있다.

3개월 이상 장기 투석환자에게는 장애등급이 높게 나오므로 본인의 장애등급에 어떤 복지혜택이 있는지 직접 확인하여 투병 생활에 도움이 되시기 바라며, 자세한 내용은 관할 동주민 자치센터에 또는 보건복지부 홈페이지를 참고하여 주시기 바란다.

표 6-2 장애인 복지혜택

구 분	지원내용
1~6급 전국 공통	① 지하철, 전철 요금 100% ② 철도 요금 1~3급 : 50% 감면(보호자 1인 포함) 4~6급 : 30% 감면(KTX, 새마을호는 토·일, 공휴일 제외 주중에 한함) ③ 대한항공(1~4급) 50%, 대한항공(5~6급) 30%, 아시아나항공(1~6급) 50% 국내선 할인(1~3급 장애인은 동행하는 보호자 1인 포함) ④ 연안여객선 운임 1~3급 50%(1~3급 장애인은 동행하는 보호자 1인 포함), 4~6급 20% 할인 *선사별, 개별운송약관에 의해 할인율 상이 ⑤ 전화요금 50% 할인(시외통화 3만 원이냐, 114 요금 전액 면제) ⑥ 이동통신 요금 할인(신규 가입비 면제, 기본요금 및 국내통화료 35%) ⑦ 고속도로 통행료 50% 할인 (배기량 2000cc 이하 승용차, 7~10인승 승용차, 12인승 이하 승합차, 1톤 이하 화물차) ⑧ 고궁, 국·공립 박물관, 국·공립 공원 무료입장(1~3급 장애인은 동행하는 보호자 1인 포함)

구 분	지원내용
	⑨ 국·공립 공연장 50% 할인(1~3급 장애인은 동행하는 보호자 1인 포함) *대관 공연 제외 ⑩ 장애인 자동차 표지 발급(10부제 적용 제외, 지방 자치단체별 조례에 의거 공영주차장 주차요금 감면 등) ⑪ 초고속 인터넷 요금 할인(기본정보이용료 30~40% 할인 : PC통신사업자에 따라 할인율 상이) ⑫ 무주택 세대주 공동주택 특별 분양 알선(청약저축 관계없음) ⑬ 보장구 건강보험 급여(의료급여) 실시 (적용대상 품목의 기준액 범위 내에서 구입비용 : 건강보험대상자 90%, 의료급여수급권자 100%) ⑭ 공공 체육시설 요금 50% 할인(1~3급 장애인은 동행하는 보호자 1인 포함) *공공 체육시설 : 생활체육관, 수영장, 테니스장, 스키장 ⑮ TV 수신료 면제 : 시·청각장애인이 있는 가정 및 사회복지시설에 입소한 장애인을 위해 설치한 TV 수상기 ⑯ 장애인 거주 시설 입소 *시설 종류별 대상 장애인 상이 ⑰ 건강보험료 1~2급 30%, 3~4급 20%, 5~6급 10% 할인(소득 기준 제한 있음) ⑱ 장애아 보육료 지원(만 12세 이하 장애아동) ⑲ 언어발달 지원(한쪽 부모 및 조손가정의 한쪽 조부모가 시각, 청각, 언어, 지적, 뇌병변, 자폐성 등록 장애인, 만 12세 미만 장애아동, 전국 가구 평균소득 100% 이하) ⑳ 발달 자활 서비스(만 8세 미만 장애아동, 뇌병변, 지적, 자폐성, 언어, 청각, 시각장애, 전국 가구 평균소득 150% 이하) ㉑ 발달장애인 부모 심리상담 서비스 및 가족 휴식 지원(전국 가구 평균소득 150% 이하) ㉒ 발달장애인 공공후견 지원(만 19세 이상 의사결정 지원 필요한 사람, 전국 가구 평균소득 150% 이하) ㉓ 여성장애인 출산 비용 지원(임신 기간 4개월 이상 태아 유산·사산 포함)

구 분	지원내용
1~3급 전국 공통	① 장애인 활동 지원 서비스(만 6세 이상 64세 이하, 활동 지원 인정조사표 220점 이상인 자) ② 장기요양보험료 경감(1~2급 30% 할인) ③ 직장 내 보조공학기기, 근로지원인 지원(1~2급, 특정유형 3급) ④ 장애아 가족 양육지원(1~3급, 만 18세 미만, 전국 가구 평균소득 100% 이하) ⑤ 주택용 도시가스 요금 할인 ⑥ 전기요금 정액 감액(월 8천 원 한도) ⑦ 지방세(차량취득세, 등록세, 자동차세) 면제 : 시각 4급 지자체 감면조례에 의함 (배기량 2,000cc 이하 승용차, 7~10인승 승용차, 승차정원 15인승 이하 승합차, 1톤 이하 화물차, 이륜자동차 중 1대) ⑧ 승용자동차에 대한 개별소비세 면제
저소득층 (기초 및 차상위)	① 장애인연금 : 1~2급, 3급 중복 2~28만 원 이내(연령, 소득, 거주 형태에 따라 차등 또는 미지급) ② 장애 수당 : 3~6급(3급 중복 제외) 2~4만 원(소득, 거주 형태에 따라 차등) ③ 장애아동 수당(만 18세 미만) : 2~20만 원 이내(등급, 소득, 거주 형태에 따라 차등) ④ 장애등록을 위한 장애진단서 발급 비용(기초-신규, 재판정 시) 및 검사비(기초, 차상위-재판정 시) 지원
기 타	① 소득세 인적 공제 : 장애인 1인당 200만 원 추가공제(연말정산 및 종합소득세 신고 시) ② 장애인 의료비 공제 : 당해연도 의료비 전액의 15% 공제(연말정산 및 종합소득 신고 시) ③ 장애인 특수교육비 소득공제 : 특수교육비 전액의 15% 공제

표 6-3 장애인 등록 및 이의신청 절차

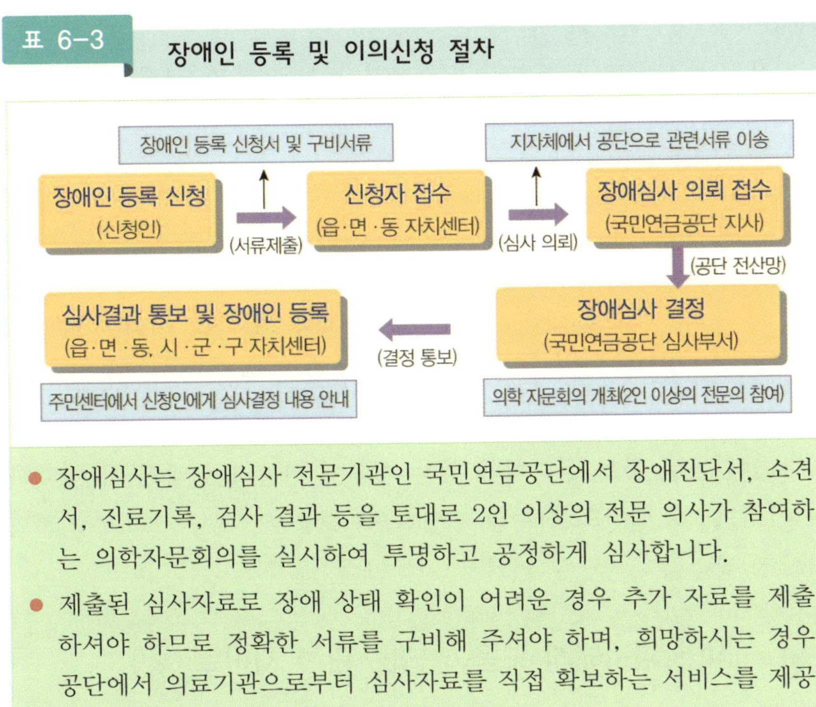

- 장애심사는 장애심사 전문기관인 국민연금공단에서 장애진단서, 소견서, 진료기록, 검사 결과 등을 토대로 2인 이상의 전문 의사가 참여하는 의학자문회의를 실시하여 투명하고 공정하게 심사합니다.
- 제출된 심사자료로 장애 상태 확인이 어려운 경우 추가 자료를 제출하셔야 하므로 정확한 서류를 구비해 주셔야 하며, 희망하시는 경우 공단에서 의료기관으로부터 심사자료를 직접 확보하는 서비스를 제공하여 드립니다. (국민연금공단 지사 문의)

*신장장애 5급이 받을 수 있는 혜택

2) 기타

앞서 잠깐 소개한 바와 같이 신장병 환자를 지원하는 여러 기관 및 단체가 있다. 신장병 환자가 투병 중에 필요한 정보를 얻을 수 있는 기관과 이식 수술 후 어떻게 관리를 해야 하는지 공부하고 정보를 교환할 수 있는 모임과 여러 단체가 있어 잘 참고하면 수술 후 건강한 생활을 하는 데 도움이 될 것이다.

동병상련이라고 처지가 비슷한 사람들이 모여 동호회를 조직하고 신장병 관리에 필요한 정당한 운동법, 식이요법 등 건강한 생활을 할 수 있도록 지원한다고 한다.

필자는 아쉽게도 등록하거나 참석한 적이 없지만 관심 있는 분들은 꼭 참여하여 혼자 감당하기 어려울 때 도움이 받을 수 있기를 바란다. 신장이식 수술 후 이식받은 신장을 영구히 쓸 수 있는지는 정확하지 않지만 알려진 정보에 의하면 짧으면 1~2년에도 망가지는 경우가 있고, 잘 관리하면 20~30년을 사용할 수 있다고 한다.

다 먹을 수 있고 생활에 지장이 없고 이식받았으니 이젠 살았다고 방심하면 안 된다. 너무 긴장하는 것도 건강에 해롭지만 긴장의 끈을 놓지 마시고 정말 잘 관리해야 한다.

주변에 이런 동호회 단체가 있는 지역에 사는 분이라면 꼭 참여하여 이식 후 새 신장의 안착과 건강한 새 삶을 위하여, 그리고 최적의 관리로 장수를 누릴 수 있기를 기대한다.

3) 신장병 환자에게 도움이 되는 관련 사이트

- 대한신장학회 http://www.ksn.or.kr
- 대한소아신장학회 http://www.kspn.org
- 대한신장학회와 함께하는 건강 콩팥지킴이
  http://www.healthykidney.or.krl
  (투석에 대한 교육, 온라인 상담실 운영, 자신의 콩팥 기능을 확인)
- 질병관리본부 장기이식관리센터 http://www.konos.go.kr
  (장기 기증, 이식 안내, 장기이식 등록 기관 안내, 기증 희망 등록, 기증 희망 조회)
- 한국 신장 장애인협회 http://koreakidney.or.kr
  (신장장애인 의료 · 복지정보, 장애 복지정보, 취업정보 등)
- 한국 다낭신 환우회 '다낭사랑' http://pkdkorea.co.kr
- 한국 장애인 고용촉진 공단 http://www.kepad.or.ke

참고문헌

1) 일반인을 위한 만성 콩팥병 바로알기, 세브란스병원
2) 신장이식 환자를 위한 지침서, 세브란스병원
3) 투석전 만성 콩팥병 식사요법, 중외제약
4) 만성 콩팥병 운동, 이대목동병원
5) 동 지역자치구 장애인 안내서
6) 연금공단, 건강보험공단 안내서
7) 대한신장학회
8) 장기관리본부 장기이식관리센터
9) 한국신장장애인협회
10) 질병관리본부 장기이식관리센터

신장을 나눈 부부이야기

초　판 1쇄 인쇄 —— 2020년 5월 18일
초　판 1쇄 발행 —— 2020년 5월 23일
지은이 —— 김 홍 민·송 연 희
펴낸이 —— 전 두 표
펴낸곳 —— 도서출판 **두남**
서울시 강동구 성내로6길 34-16 두남빌딩
신 고 : 제25100-1988-9호
TEL : 02) 478-2065~7, 2311
FAX : 02) 478-2068
E-mail : dunam1@unitel.co.kr
http://www.dunam.co.kr

정가 14,000원

ISBN 978-89-6414-883-9　03800